カラー写真で学ぶ

高齢者の看護技術

第2版

大塚 眞理子 編著

医歯薬出版株式会社

執筆者一覧

編集

大塚眞理子（おおつかまりこ）
宮城大学看護学群看護学類教授

執筆

大塚眞理子（おおつかまりこ）
編集に同じ

國澤　尚子（くにさわなおこ）
医療生協さいたま 地域社会と健康研究所副所長兼主任研究員

服部　都（はっとりみやこ）
さいたま市立病院看護部（摂食・嚥下障害看護認定看護師）

沢田　淳子（さわだあつこ）
愛知医科大学看護学部看護学科助教

辻　玲子（つじれいこ）
埼玉県立大学保健医療福祉学部看護学科准教授

田中　敦子（たなかあつこ）
東洋大学人間科学総合研究所客員研究員

丸山　優（まるやまゆう）
埼玉県立大学保健医療福祉学部看護学科准教授

出貝　裕子（でがいゆうこ）
宮城大学看護学群看護学類准教授

成澤　健（なりさわけん）
宮城大学看護学群看護学類助教

細田理恵子（ほそだりえこ）
元宮城大学看護学群看護学類助教

渡邊　章子（わたなべあきこ）
宮城大学看護学群看護学類講師

（執筆順）

This book was originally published in Japanese
under the title of :

KARÂSHASHIN-DE MANABU KOUREISHA NO KANGOGIJUTSU

（Gerontological Nursing Skills：A Full-color Photo Guide）

Editor :
OTSUKA, Mariko
　Professor, School of Nursing, Miyagi University

© 2012 1st ed.
© 2018 2nd ed.

ISHIYAKU PUBLISHERS, INC.
　7-10, Honkomagome 1 chome, Bunkyo-ku,
　Tokyo 113-8612, Japan

第2版発行にあたって

　2012年の初版刊行以来，本書は多くの方々に読んでいただくことができました．「カラー写真で高齢者のありのままの姿をとらえ，高齢者の特性に応じた看護技術を学ぶ」という本書のコンセプトが，看護教育現場の先生方や臨床現場の実践家に受け入れられたものと喜んでおります．

　初版刊行から6年が経ち，平均寿命は延び高齢化率は上昇し，超高齢多死社会あるいは百寿社会といわれるようになってきました．高齢患者を取り巻く医療システムや看護管理システムが大きく変化しています．経済効率や安全管理が優先され，ますます高齢者の尊厳が守られにくい状況が生じています．このような状況でも，私たち看護師は，高齢者の日々の暮らしを豊かにするために，食事・排泄・清潔などの日常生活の援助技術を提供します．それは，高齢者の意思を尊重し，高齢者の身体状況をよく観察し，理解し，高齢者の動きと連動する看護技術です．第2版でもこの考え方で全体を見直しました．

　さらに第2版では，口腔ケアの章とベッド上の熱布清拭の項目を取り入れました．高齢者の感染予防とオーラルフレイル予防に口腔ケアは不可欠です．紙タオルでの清拭が行われている病院もあることから，ベッド上の熱布清拭を見直しました．高齢者の感染予防と心地よさ（安楽あるいはコンフォート）を意図した日常生活援助技術です．

　また，看護学生や新人看護師にも読みやすいように，説明の文章を短くし，読みにくい文字にはルビを入れるようにしました．今後も機会があれば，より読みやすいテキストになるよう改善したいと考えておりますので，ご意見をお寄せください．

　最後に，初版制作時に写真撮影を支援してくださった関係各所の皆さま，新たに写真撮影を支援してくださった皆さまに，心より感謝申し上げます．

2018年10月

大塚眞理子

「高齢者の日常生活の看護技術は基礎看護技術の応用である」といわれている.

では, "どのように応用すればよいのであろうか", あるいは, "基礎看護技術の原則を高齢者の特性に当てはめることは本当に可能なのだろうか", そもそも, "老年看護独自の看護技術があるのだろうか".

私達は, 高齢者の療養の場で学生とともに老年看護学実習を行いながら, 高齢者の日常生活の看護援助には, 高齢者の特性に応じた独自の高齢者看護技術が必要であると考えるようになった.

看護師養成教育の指定規則に老年看護学が取り入れられるようになったのは, 1989（平成元）年であった. それから20年以上が経過した現在, わが国の老年看護学および老年看護学教育は飛躍的な発展を遂げた. 高齢者看護技術としてのヘルスアセスメント, 老化や転倒などの予防的看護方法, 認知症ケア, 廃用症候群や誤嚥・脱水・失禁・便秘・褥瘡・骨粗鬆症などの老年症候群に対する援助方法, 高齢者特有の疾患に対する治療・検査, ならびにその看護援助方法についても研究が進んでいる. しかしながら, 長期にわたる療養生活を送る高齢者や, 急性期病院で短期間の入院・治療を必要とする高齢者の日々の生活を支える看護技術は, まだまだ看護師達の経験に頼っているのが現状といえよう.

高齢者看護独自の日常生活援助技術が明確になっていない現在, 老年看護学の実践経験が乏しい看護学生や新人看護師は, どのようにして高齢者への看護技術を学び, 身につけたらよいのであろうか. そこで, 本書は, 看護学生や新人看護師および高齢者の看護援助に苦慮している看護師を対象に, 高齢者との信頼関係を形成することを基盤として, 高齢者自身が持っている目に見える能力を活用し, 潜在化している能力を引き出し, 個々の高齢者に応じた快く安全な看護援助が実践できることを目指して執筆した. 臨床の場で経験豊富な看護師達が行っている看護援助を写真にし, 高齢者の特性を反映させて, 言語化した. すべての看護技術がエビデンスをもとにしたものばかりではなく, 今後の研究に委ねられているものも多い. しかし, 少なくとも現時点では, 臨床現場の矛盾や葛藤を踏まえ, 高齢者のQOL（生命・生活・人生の質：Quality of Life）の維持・向上をめざして, 建設的・創造的な看護援助方法として解説している. 高齢者の状況に即して柔軟な発想で執筆し, 基礎看護技術の手順書に一石を投じている.

本書で解説した看護方法は，今後，エビデンスの蓄積とともに変化し，確実に技術化されることが期待されるものである．写真に示された看護援助のプロセスを臨床で行われている一例として学び，自身が関わる高齢者一人ひとりの特徴に合わせて工夫してよりよい看護援助を提供していただきたい．

　第1章「高齢者の日常生活を支える看護」では，高齢者の日常生活の看護援助の総論として基本となる考え方や看護師が心がけることを解説した．第2章「高齢者の動きの制限を支える看護」は，移動・移乗の援助の際に活用していただきたい内容であり，食事，排泄，清潔行動に関する看護援助を行う時に必ず一緒に読むことをお勧めしたい．第3章「高齢者の生きる活力となる食事の看護」，第4章「高齢者の快適な衣生活の看護」，第5章「高齢者の気持ちよい排泄の看護」，第6章「高齢者が活性化する清潔の看護」は，それぞれの看護援助を行う時に活用していただけると幸いである．

　なお，本書はカラー写真とイラストを用いて，看護援助のポイントやプロセスを中心に解説している．

　急性期病院における入院期間は短縮化の一途をたどっている．疾患の治療が円滑に行われても，過度な安静によって，廃用症候群が進行し，日常生活動作能力が低下してしまっては，高齢者は元の生活に戻れなくなってしまう．また，長期療養の病床では，看護師の配置数に対する高齢者の人数は一般病床よりも多い．高齢者の個別性に応じた看護援助が提供しにくい現状ではあるが，流れ作業になってしまっては高齢者のQOLは守れない．老年看護学の臨床の場では，原理原則だけでは解決できない課題や倫理的葛藤を感じる場面が山積している．"高齢者だから""看護師が少ないから"と諦めずに，高齢者の日常生活を発展的に追求し，支えるのが看護師の役割であることはいうまでもない．これからの超高齢社会では，老年看護学が構造基盤をなし，高齢者の日常生活の看護技術の更なる向上が必須となるであろう．本書がその一助となれば幸いである．

　本書の写真は，実際の病院で，実際の患者様に提供していただきました．写真提供にご協力いただいた高齢者の皆様は「私が若い看護師さんの役に立つのなら，こんなに嬉しいことはない」とおしゃってくださいました．このような貴重な機会を与えてくださいました高齢者の方々に厚く御礼申し上げます．

　また，写真撮影をご支援いただきました，医療法人康麗会越谷誠和病院の真々田美穂看護部長様，橋本由美子看護係長様をはじめスタッフの皆様，さいたま市立病院小川裕美子副院長兼看護部長様をはじめとするスタッフの皆様のご厚情とご協力に深く感謝申し上げます．最後に，私達が長年の教育・研究活動の中で出会えた中村尚三様，中村ふみ様，成田尚子様には多大なるご協力を賜りましたことを深く感謝するとともに，厚く御礼申し上げます．

2012 年 8 月

大塚眞理子

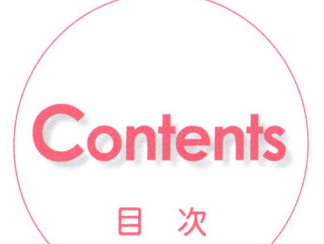

Contents

目 次

第1章 高齢者の日常生活を支える看護

Ⅰ.要介護高齢者の理解

1) 超高齢社会を生きる高齢者

　日本の平均寿命は，昭和20年代（1945〜1955年）には50歳代であったのに，2016（平成28）年には80歳代と大幅に伸びている（**図1**）[1]．また，100歳以上の高齢者数は，老人福祉法が制定された1963（昭和38）年には全国で153人であったが，2017（平成28）年には67,824人となった（**図2**）[2]．

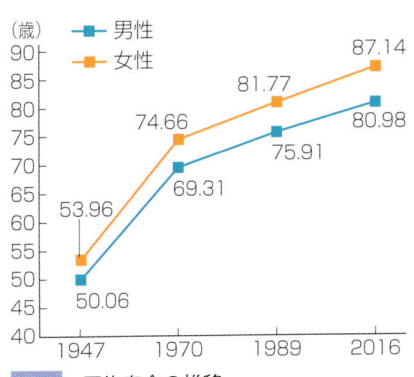

図1 平均寿命の推移

高齢者：65歳以上
　前期高齢者：65〜74歳
　後期高齢者：75歳以上
　超高齢者　：85歳以上

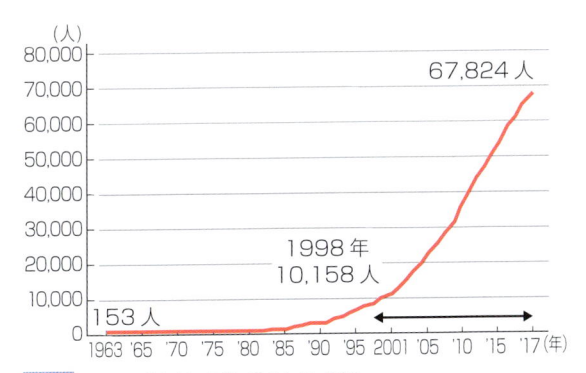

図2 100歳以上高齢者の年次推移

100歳の人〔百寿者（センテナリアン）〕は，この20年で6倍に増えている．

　老年期を生きる高齢者は，加齢による心身の機能低下があり，心理精神的変化や社会的変化が生じ，最後は死でその人生を閉じる．私たち看護師は，高齢者が人生の最終段階である老年期を，最後まで豊かに暮らし，安らかな死を迎えられるよう看護を行う．

2) 看護を必要とする要介護高齢者

　現在，65歳以上を高齢者としているが，いわゆる元気な高齢者が多い．しかし75歳以上の後期高齢者になると，老化現象やそれまでの生活習慣病に起因するさまざまな機能障害が現れるようになる．年齢階層別に介護保険の要介護認定率をみると，65〜69歳では3%であるのに，80歳を過ぎると30%以上になり，85歳以上の超高齢者になると50%以上に増える（**図3**）．さ

らに，認知症の発症は85歳を過ぎると3人に1人という調査報告[3]もあり，支援を必要とする高齢者が多くなる．

このような状態にある高齢者への食事，排泄，清潔，更衣，移動にかかわる日常生活の看護援助技術は，成人の身体を基準とした看護技術ではなく，高齢者の身体機能の変化に応じた看護技術が必要である．

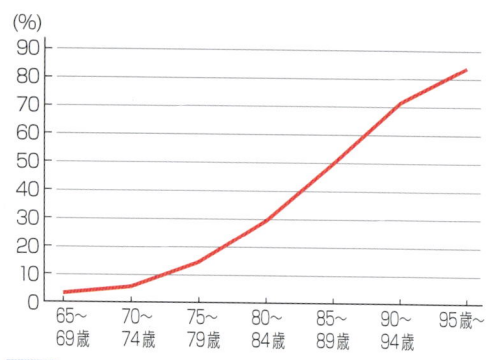

図3 年齢階層別要介護認定率

(国立社会保障・人口問題研究所：「将来人口推計」及び「介護給付費実態調査（平成24年11月審査分）」より作成)

3）要介護の高齢者の特徴

❶身体的な特徴

- 加齢による身体の変化や，さまざまな病気の既往があり，視聴覚機能，皮膚・感覚機能，行動・体力，呼吸・循環・消化吸収・排泄機能，脳神経機能などの衰退が著しくなる．
- 適応力の低下により，環境の変化に柔軟に対応できず，自分の身体の変化や周囲の人々のかかわりや言動など些細なことでバランスを崩しやすい．

❷多様な高齢者の姿

要介護状態の高齢者の日常生活は，これまでの価値観や信条・生活習慣が暮らしに現れ，以下に示すように一人ひとり異なり，多様である．

- 他者への気遣いができる高齢者：自己の意思をもち，周囲への感謝や配慮することに気を配りながら，より良く生活できることを強く望んでいる．
- 最後まで美しくいたいと願う高齢者：通所サービスに出かける時や施設内でも人前に出る時には，整髪や身仕度などをきちんとしている．
- 自分のペースでゆっくり食事を楽しむ高齢者．

Ⅱ.日常生活援助技術の基本的な考え方

1）高齢者看護に取り組む姿勢

高齢者が老年期をその人らしく豊かに暮らせるよう支援し，死を迎える瞬間まで自分の人生を生ききることを支援するのが高齢者看護である．その人らしい豊かな暮らしを支援するために，看護師は高齢者と信頼関係を築いて援助を行う．高齢者と信頼関係を築くためには，高齢者を尊重する姿勢が必要である．

わたしたちの心のなかに，高齢者を差別する気持ちがないだろうか．要介護である高齢者を

否定的にとらえたり，年齢で差別したりしていないだろうか．看護師の高齢者に対する見方が否定的で，固定的な見方しかできないと，高齢者を尊重した看護にはならない．高齢者を肯定的にとらえられること，高齢者の尊厳と人権を守る姿勢をもつことが，日常生活援助技術の質を高めることにつながる．

　食事，排泄，清潔，更衣，移動という日常生活の援助技術を提供する時に，身体的な特徴をふまえ，その人の価値観や信条，生活習慣を尊重する姿勢が必要である．高齢者が言葉で表現できなくても，表情や動きの様子をよく観察してその意思を汲み取り，何をしようとするのかを説明し，高齢者と呼応しながら看護実践に取り組む姿勢が求められる．

❶高齢者の日常生活は高齢者と看護師でつくる

　療養生活を送る高齢者にとって食事，排泄，清潔，更衣，移動という日常の生活行為は，毎日繰り返されているので，一回一回の満足感が積み重なって充実した暮らしにつながっていく．高齢者にとって，満足感のある日常生活援助技術にするために，看護師は，一方的に援助するのではなく，高齢者に声をかけ，高齢者の意思を確認しながら協働して一緒に日常生活をつくる．

❷安心と心地よさを提供する

　高齢者は，加齢による心身の機能低下によって苦痛を抱えている．また，日常生活が自立できず，看護師やほかのスタッフなどに頼らなければならないことにも苦痛があるだろう．高齢者が安心して他者の援助を受けられ，苦痛なく，快いと感じられる日常生活援助技術を提供する．

2）高齢者の日常生活援助技術の指針

❶高齢者の身体機能をアセスメントする

　高齢者の身体機能は暦年齢（実際の年齢）と必ずしも一致しない．誰にでも起こる老化であるが，生活習慣や病気，環境などの影響を受けているので，一人ひとり評価して判断する．

　①姿勢や立位時のバランス・歩行状態などの運動機能のアセスメント（**図4**），関節拘縮・筋力・自動運動の有無や程度のアセスメント（**図5**）：痛みやしびれの有無，生活への支障の程度をアセスメントする．関節拘縮は，上下肢，座位をとる時の股関節の状態，食事をとる時の顎関節の状態をアセスメントする．

　②感覚機能のアセスメント：近眼や老眼，白内障や緑内障の有無，半側無視の有無などの視覚機能のアセスメント，老人性難聴など聴覚機能のアセスメント，耳垢の観察（**図6**），食事では味覚機能のアセスメント．

　③失語症や構音障害などの言語機能のアセスメント．

　④認知症など認知機能のアセスメント．

　⑤循環機能のアセスメント：高齢者は高血圧や心疾患を抱えている人が多いので，バイタルサインや心電図を

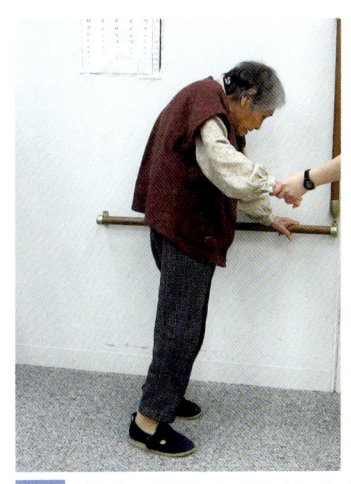

図4　姿勢・運動機能のアセスメント

確認する．下肢の浮腫（**図7**），下肢の血行障害（**図8**）の観察．

　⑥食事と排泄のアセスメント：看護技術は異なるが，消化管はつながっており，食事と排泄はつねに関連づけてアセスメントする．食事では窒息や誤嚥のリスクがないかどうかなど嚥下機能のアセスメントが不可欠である．咀嚼，嚥下，消化吸収，栄養状態と便秘や下痢など消化機能のアセスメントを行う．

　⑦皮膚の状態のアセスメント：高齢者は防衛力が低下しており，感染しやすい．皮膚は薄く傷つきやすい．ベット柵や車椅子のフットサポートにちょっとぶつかっただけでも擦りむいたり，傷ができたりする（**図8**）．高齢者は褥瘡ができやすい（**図9**）．車椅子に長時間座っていたり，ベッド上の生活となっていることにより，褥瘡ができると治りにくく，感染しやすい．褥瘡をつくらない．

　⑧疾病のアセスメント：要介護や虚弱と

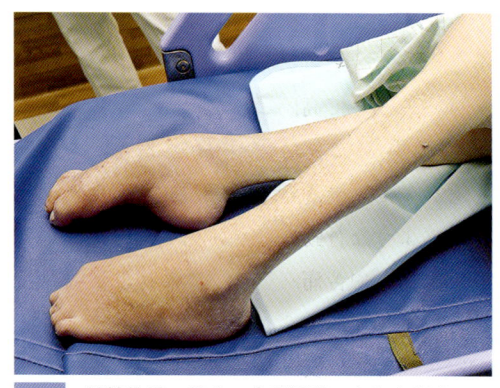

図5　関節拘縮・筋力・自動運動の有無や程度のアセスメント

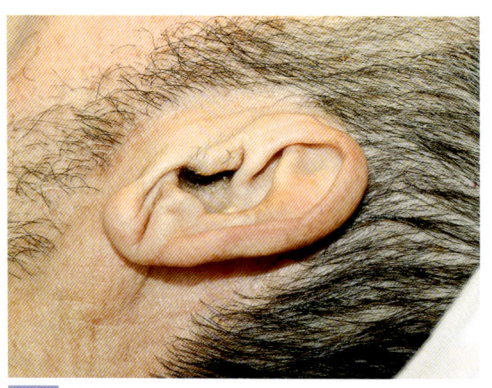

図6　耳垢

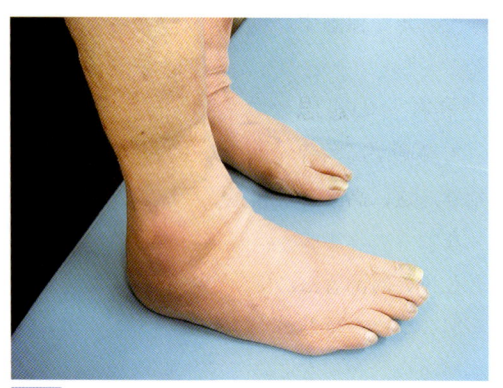

図7　下肢の浮腫

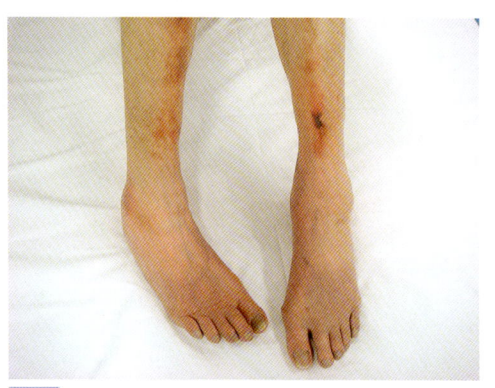

図8　下肢の血行障害と打撲による傷

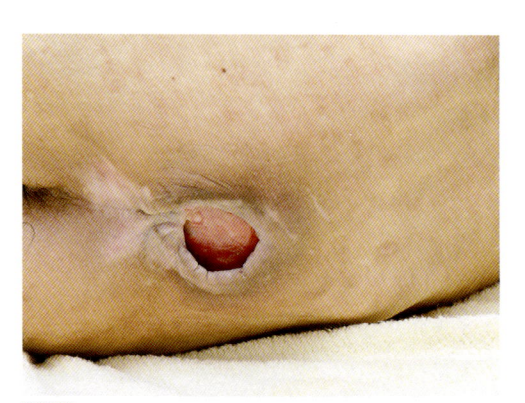

図9　仙骨部にできた褥瘡

なっている高齢者は，さまざまな病気の既往がある．どのような病気にかかっておりその後遺症がどのように残っているのか，現在も継続している症状は何であるのか，どのような薬を飲んでいるのかなどをアセスメントする．

❷高齢者の行動制限や苦痛をとらえ，安全を確保する

　日常生活の援助が必要な高齢者にはさまざまな身体機能の低下や障害があり，それが自立した生活行動を制限し，社会参加を制約している．そして高齢者は，このような状態にあることによる苦痛を感じている．わたしたち看護師は，高齢者の身体機能の状態によってどのような行動制限や苦痛があるのかを予測し，痛みや苦痛が生じないよう，かつ身体機能の維持・向上を意図して援助を行う．その際，高齢者の安全を確保することが不可欠である．立位がとれない高齢者であっても，車椅子に乗車する時にはソフトシューズを履かせ，足を保護する（**図10**）．

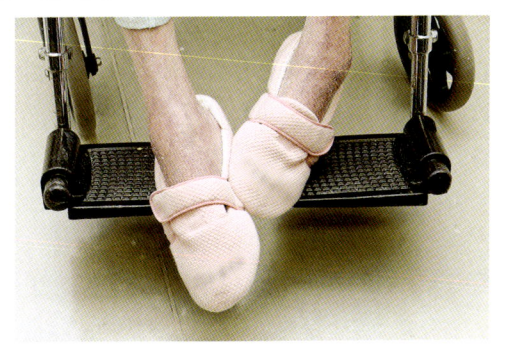

図10　足の保護のためのソフトシューズ

❸高齢者の意思を尊重する

　看護師が高齢者の言動や行動に戸惑っていたり，逆に高齢者の言動や行動を無視して強引なかかわりをしていることがある．動こうとしない高齢者は，難聴で看護師の言うことが聞こえなかったのかもしれないし，理解できなかったのかもしれない．何をされるかわからず，不安なのかもしれない．これでは，車椅子に移動できたとしても不満足な生活行動になってしまう．

　このことから，看護技術の提供は，看護師と高齢者の互いの意思が合致しなければ成立しないということがわかる．日常生活援助技術を提供するには，高齢者の表情や身体の緊張度をよく観察し，高齢者の行動しようとする意思に合わせて援助する．

　高齢者の食事，排泄，清潔，更衣，移動にかかわる日常生活援助技術は，高齢者の思考

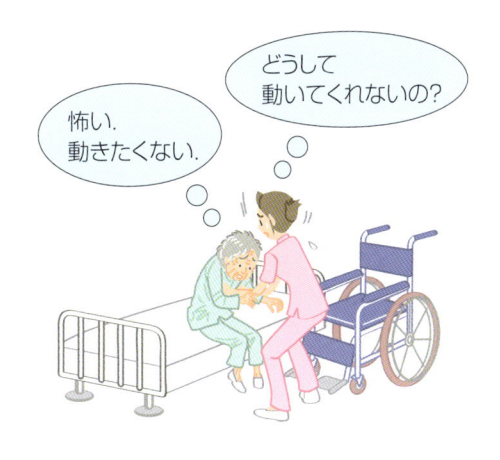

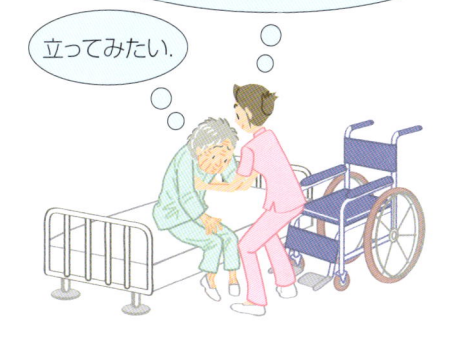

を尊重する，引き出す，汲み取ることを通して，高齢者とともに成立しているものである．

❹高齢者の生活リズムを整える

　食事，排泄，更衣，清潔などの日常生活援助は，24時間の生活のなかで繰り返される生活行為である．人には生体リズムに基づく生活リズムがあるが，長期療養の施設や病院では，施設側の業務リズムに高齢者の生活リズムを合わせてしまうことがある．入院前の生活リズムが崩れてしまい混乱を起こす高齢者もいる．生活のリズムが整えば心地よい眠りと目覚めによって高齢者が一日を充実して過ごせるようになり，おいしい食事や快適な排泄，安全な行動や清潔行為が行われるようになる．

　高齢者の入院前の生活リズムを知り，現在の生活リズムの調整を図ることが大切である．

❺その人の生活史と自宅での生活を知り，その人の個別性を尊重する

　高齢者に対する日常生活援助技術の質を左右するのは，「個別性」である．

　高齢者の生きてきた人生を知ることが「個別性」のある看護援助につながる．高齢者それぞれの個別性を尊重したよりよい看護を提供するためには，高齢者がこれまで生きてきた人生に関心を向け，それを知ろうとすることが大切である．高齢者の人生を知ることによって，その人がこれまで生きてきた生活を尊重した看護を提供することができる．

　以下，80歳代，男性，要介護3のAさんの生活史を見ていく．

　①Aさんの人柄：真面目で仕事熱心であり，几帳面であった．家族でよくスキーに出かけた．部下から慕われ，部下をよく自宅に招いてごちそうしたり，世話をやいたりしていた．

　②60代の暮らし：定年まで勤め，退職後は民間企業で約10年働いた．仕事を辞めてからは，地域の自治会の活動に加わり役員をしていた．

　③70代の暮らし：70代になってパーキンソン病となり，身体の動きが悪くなって転びやすくなり，ひとりでの外出をしなくなった．Aさんは人の役に立つことをしたい，自分でできることがあれば何でも協力するという気持ちがあり，看護学生に自分の療養生活を語ったり，

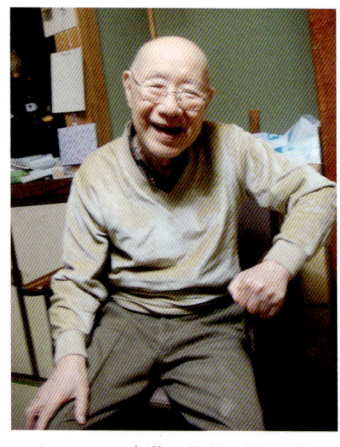

Aさん，80歳代，男性，要介護3．

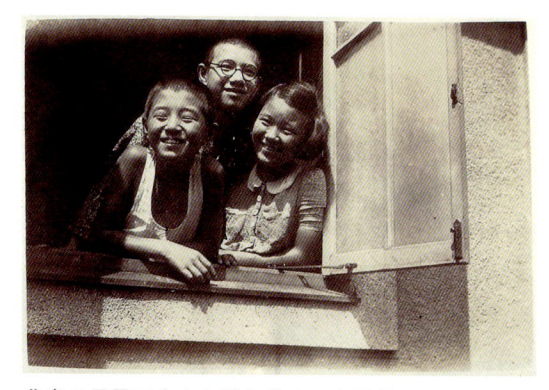

農家の長男に生まれ妹と弟の三人兄弟．

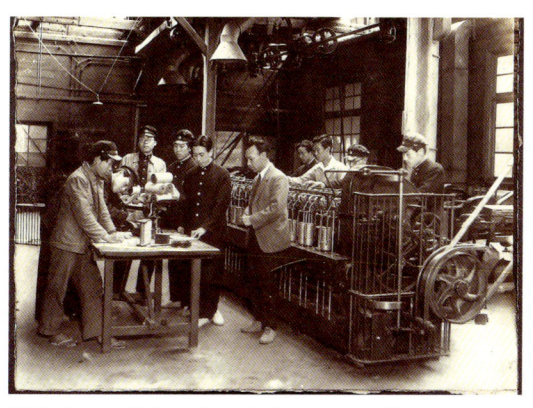

勉強熱心で学生時代は東京に出て勉学にいそしんだ. 卒業後は公務員として勤めた.

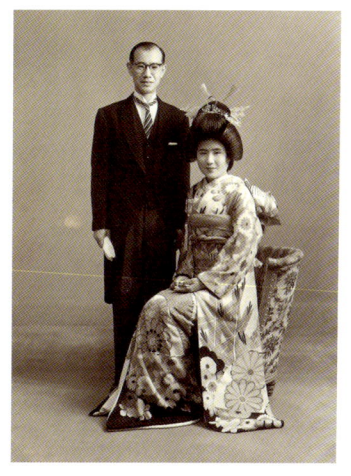

30代になって, 知人の紹介で結婚し, 1男1女に恵まれた.

患者会で自分の体験を語ったりしている.

　④ 80代の暮らし：現在は, 妻と義母, 長男家族の7人で暮らしている. 要介護度3で, デイサービスやショートステイを使って自宅で療養生活を続けている. 自宅でのAさんは, 椅子に座ってテレビを観ていることが多い. 夕食の時に日本酒を一杯飲むのを楽しみにしている.

　⑤ Aさんらしさを, 日常生活援助に生かす：Aさんの生きてきた生活史と自宅での生活を知ることによって, 病院や施設でのAさんに提供する看護の質が異なってくる. Aさんの几帳面さ, 真面目さを尊重し, 物品の準備や手順をきちんとしたい. 世話好きで, 家族や人との交流を大切にしていることを尊重し, 声かけをして, 交流を楽しみながら援助をしたい. Aさんが人の役に立っているということを実感できるようなかかわりとして援助中にAさんができることを依頼して協力を求め, 感謝を伝えたい.

❻ その人の個別性をふまえて創意工夫する

　高齢者に看護技術を提供するうえでもうひとつ重要なことは, 個別性をふまえた「創意工夫」である（**図11**）.「創意工夫」とは, 高齢者の心身の状況と何かを創り出すことである.

　高齢者の日常生活援助技術における「個別性」をふまえた「創意工夫」は, 高齢者の日常における快適さや安楽さなどにつながるものである. 同時に, 療養生活を送る多様な高齢者への看護の質を保障するものである.

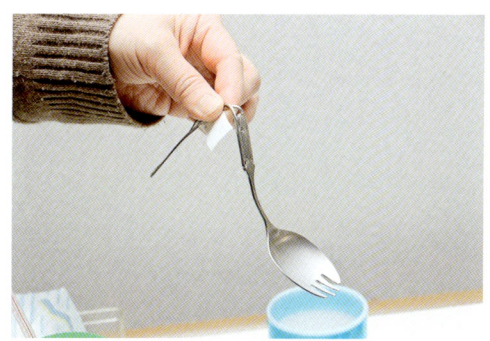

図11 指にひっかけて把持したり, コップの縁に掛けられるように工夫したスプーン

Ⅲ.日常生活援助技術の評価

1）評価を繰り返し，他のスタッフと共有する

　高齢者の日常生活の援助は，一回性のものであり，日々繰り返されるものである．看護師にとっては一回一回が個別性のある高齢者と呼応した異なる体験である．その体験のなかにある創意工夫や実践知を大切にしたい．自分の体験を振り返り，評価し，役に立つ看護技術として自分の身につけていることが大切である．一人ひとりの看護師が，自分の看護技術を振り返り，そのなかにある実践知を取り出して言語化し，次の援助に活用していく，そして他者に伝えていくことが必要である．援助活動を一緒に行って話し合ったり，カンファレンスをもって共有することも大切である．

第2章 高齢者の動きの特徴と看護

Ⅰ.高齢者の動きの特徴をふまえた日常生活援助

　高齢者は加齢に伴い，徐々に身体機能の低下が起こる．疾病により病的老化が進んで虚弱や要介護の状態になっている高齢者も多い．家族や周囲の人が「高齢だから」「危ないから」と高齢者の行動を制限することによって不要な安静や不活発な生活が継続すると，「廃用症候群」の症状が悪循環となって積み重なる．そうなると高齢者の身体機能はますます衰え，活動性が低下してしまう．

　一般に，加齢による運動機能の低下は，長い年月をかけて徐々に進行するので，高齢者はその対処法を身につけながら生活している．しかし，疾病やその後遺症によって急激に運動機能が低下し，「介助」が必要になることもある．この時，運動機能の低下を補う道具やバリアフリーの環境があれば，自分で動くこと，すなわち「自立」が可能になる場合がある．

　本書で紹介する高齢者は，虚弱や要介護状態で日常生活活動に介助が必要な人たちである．看護師には，高齢者の動きの制限を補い，高齢者自身の動きをいかした看護援助が求められる．このような看護援助が得られれば，高齢者は動きの制限がありながらも，その時の自分の力を十分に発揮して自分の意思で動くことができる．

　動きの制限を支える看護は，食事や清潔，更衣や排泄など，あらゆる日常生活の看護援助を行う時に必要である．

Ⅱ.気をつけたい状況

❶筋力低下や関節拘縮による動きの制限がある

　高齢になると，意識して鍛えないかぎり筋力は徐々に低下する．とくに下肢の筋力の低下が著しい．そのため，下肢を使った身体の上下方向の動きが少なくなり，腰の位置を変えずに上半身を動かして動作するようになる．例えば，床の物をとる時に膝を曲げて腰を下ろすのではなく，腰を曲げて手を伸ばしてとろうとする．座ったままで届く範囲に物を置くようになる．椅子や床からの立ち上がり，着座，寝返り，布団からの起き上がりに時間を要するようになる．また，足関節の拘縮やつま先の上がり方の減少により，小さな段差やでっぱりにつまずいたり，足がもつれて転倒しやすくなったりする．一度転倒すると怖くなり，積極的に動こうとしなく

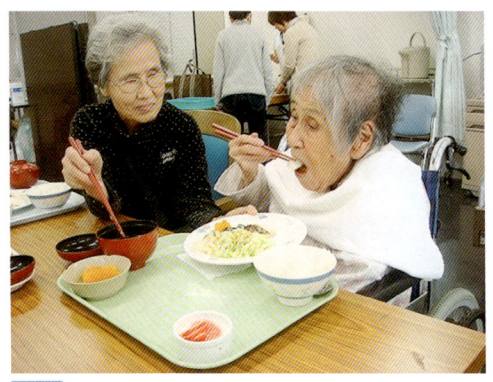

図1 箸を使った食事

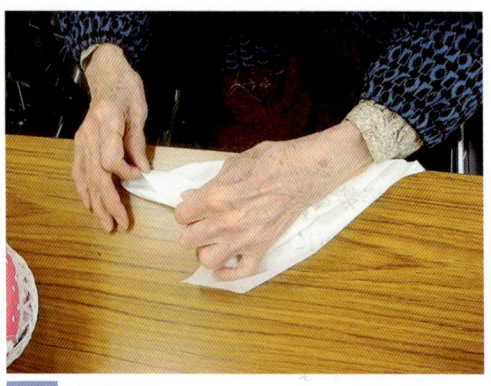

図2 紙を折る

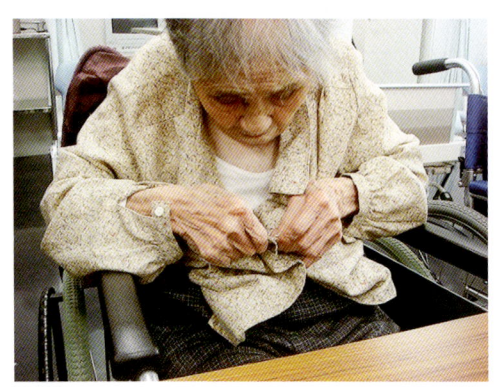

図3 ボタンをはずす

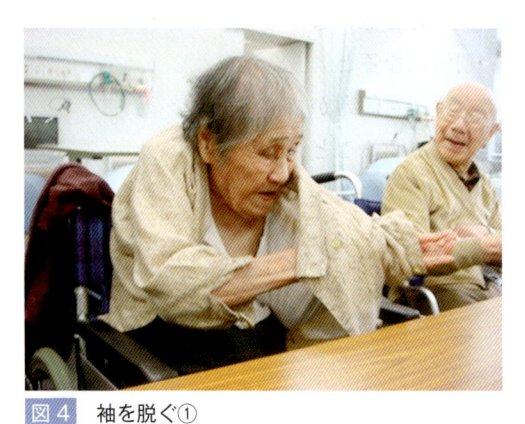

図4 袖を脱ぐ①

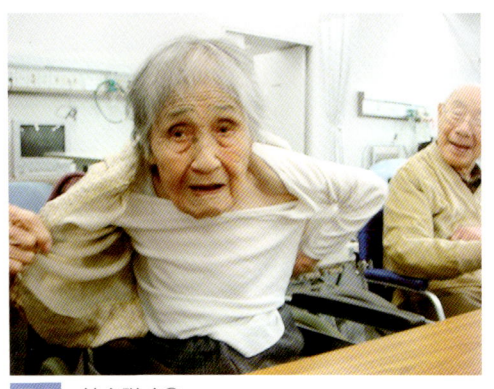

図5 袖を脱ぐ②

なるため，ますます下肢の筋力は低下する．

下肢に比べると上肢の筋力の低下はゆるやかだが，関節の拘縮により腕が上がらない，背中側に手が回らないなど，上肢全体の動きは悪くなる．指先も，早く，強く，正確に動かすことは難しくなっていく．視力の低下も伴うため，財布からお金を取り出す，爪を切る，針仕事をする，小さな字を書くことなどは苦手になる．しかし，食事，排泄，洗顔・歯磨き，入浴，更衣，整容などの日常生活に必要な筋力や指先の動きは比較的保たれやすい．

図1〜5 はいずれも 100 歳の人であり，箸を使う，ボタンをはずすという指先の細かい動きや肩関節・肘関節を動かして袖を脱ぐ動きができている．ただし，このような動きが可能かどうかは個人差がある．一人ひとりの動きの特徴を観察し，日常生活の援助に活かすことが大切である．

❷ 姿勢の変化や歩行機能の低下がある

　高齢になると，背筋力の低下により脊柱が非生理的に弯曲する^{わんきょく}ため円背になりやすい．円背になると，上半身の前傾に伴って頭部も前方に移動し，下向き加減あるいは顔を前に突き出したような姿勢となる（図6）．表に円背の特徴を示す．この姿勢は重心が前方に移動するため，前方に倒れやすい．円背が進み，膝関節を屈曲させて腰を落とした姿勢になると後方にも容易に重心が移動するため，しりもちをつきやすくなる．

　また，転倒による骨折では，大腿骨頸部骨折が多い．骨折すると，痛みや治療のために運動量が減少し，さらに筋力は低下し，歩行困難になる例も少なくない．

　円背になると，前へ倒れないように上半身を後方に引っ張ろうとする背筋力が働き，腰に負担がかかる．つねに膝関節を屈曲させていることにより膝にも負担がかかるため，歩幅が狭くなる．円背になった高齢者にとって長時間の歩行はつらいものである．また，座位や臥位でも同一体位を長時間とっていることは，大変な苦痛となる．

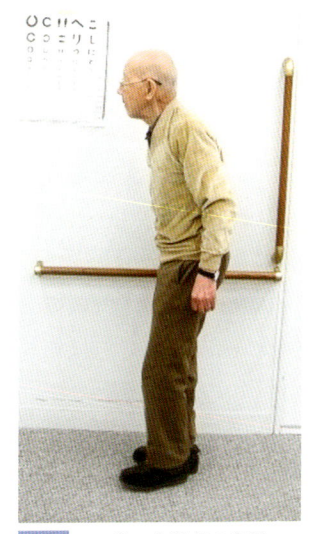

図6　円背の高齢者の姿勢

表　高齢者の動きの特徴と気をつけたい点

高齢者の動きの特徴	気をつけたい点
・重心が前方に移動	・前方に倒れやすい
・重心が後方に移動（円背が進み，膝関節を屈曲させて腰を落とした姿勢の場合）	・しりもちをつきやすい
・背筋力（前方へ転倒しないように上半身を後方へ引っ張ろうとする力）が働く	・腰に負担がかかる
・つねに膝関節を屈曲させている	・膝に負担がかかる
・歩幅が狭くなる	・歩行に時間がかかり，長い距離の歩行は困難
・円背のため突出した背骨が椅子の背もたれや仰臥位で横になったときにマットにあたる	・座位や臥位での同一姿勢はつらい

Ⅲ.看護援助

　高齢者の動きの特徴をふまえた看護援助を行うために，以下の4つをつねに意識しながら取り組むことが大切である.

❶高齢者に安心感を与え，高齢者の信頼を得る

　高齢者の動きの制限を支える看護師は，必ず高齢者の身体に触れることになる．その人に対する信頼感がなければ他者に自分の身体を任せることはできない．自身の身体を支えてくれる看護師が不安感を抱いていれば，それが高齢者に伝わり，高齢者も不安になる．そうなると高齢者は身体を固くして動きがぎこちなくなり，看護師はますます高齢者の動きを支えられなくなってしまう.

　高齢者に安心感を与える看護援助をするためには，まず動きをよく観察することである．加齢現象の現れ方は個別性が強い．疾患による症状や後遺症で動きに制限がある場合もある．高齢者一人ひとりの動きの状況をよく観察する.

動きの観察項目とアセスメントのポイント

1) 関節拘縮
   - ・可動域制限はどの程度か.
   - ・動く時に痛みはないか.
2) 日常生活動作：一つひとつの動作はどのように動いているか.
   - ・安全な動きか.
   - ・苦痛はないか.
   - ・潜在化している力を引き出すことはできないか.
   - ・その日の体調や気分によって動きにどのような変化が生じているか.

安心感を与え，信頼を得るための看護のポイント

1) 日常的に高齢者に関心を注ぐ.
2) 高齢者の動きと看護師自身の動きをイメージトレーニング（準備）して臨む.
3) 高齢者の気持ちを尊重した態度で接する.

❷高齢者の運動機能に合った適切な道具を工夫する

　高齢者の運動機能を補うために上肢機能を補う自助具や歩行を補う杖や歩行器などさまざまな道具が開発されている．しかし，一人ひとりの状況に合わずに，逆にこれらの道具が高齢者の動きを制限していたり，危険性を高めている場合がある．適切な道具や環境を整えることが大切である.

❸ やさしく見守る

　高齢者の看護では「見守り」という用語がよく使われる．見守りは高齢者のそばにいる，あるいは転倒や事故が起こらないように監視している，ということではない．高齢者が安心して自分の力を発揮できるように，付かず離れずの位置で高齢者の動きを支えることである．

● やさしい見守りのポイント

1) 高齢者の動きのアセスメントを基に，見守りの距離感を判断する．
2) つねに目を離さないようにする．
3) 周囲に配慮して危険が及ばないようにする．
4) 危険が生じた時には即座に対応し，事故にいたらないようにする．
5) 疲れが生じていないか，無理をしていないかを観察して判断する．
6) 必要に応じて声をかけて，動きの休息をとる，あるいは手を差し伸べる．
7) 必要に応じて，高齢者が自分の動きに集中できるように，適度な緊張感をもてるような声をかける．
8) 必要に応じて，緊張をやわらげ，身体の動きを促すなどの声をかける．

❹ 高齢者に合わせて一体化した自然な動きをする

　動作は，動こうという意思をもち，脳から動けという命令が出た時に始まる．そのため，看護師が高齢者の動きを支える時には，看護師だけが「動かそう」と思って行動すると，一方的な介助になってしまう．高齢者が自ら動こうと思うまで待ってその気持ちを察知しながら，動きを補う．そうすれば，力まかせの介助ではなく，高齢者の身体の動きに合わせた一体化した自然な動きの流れをつくることができる．

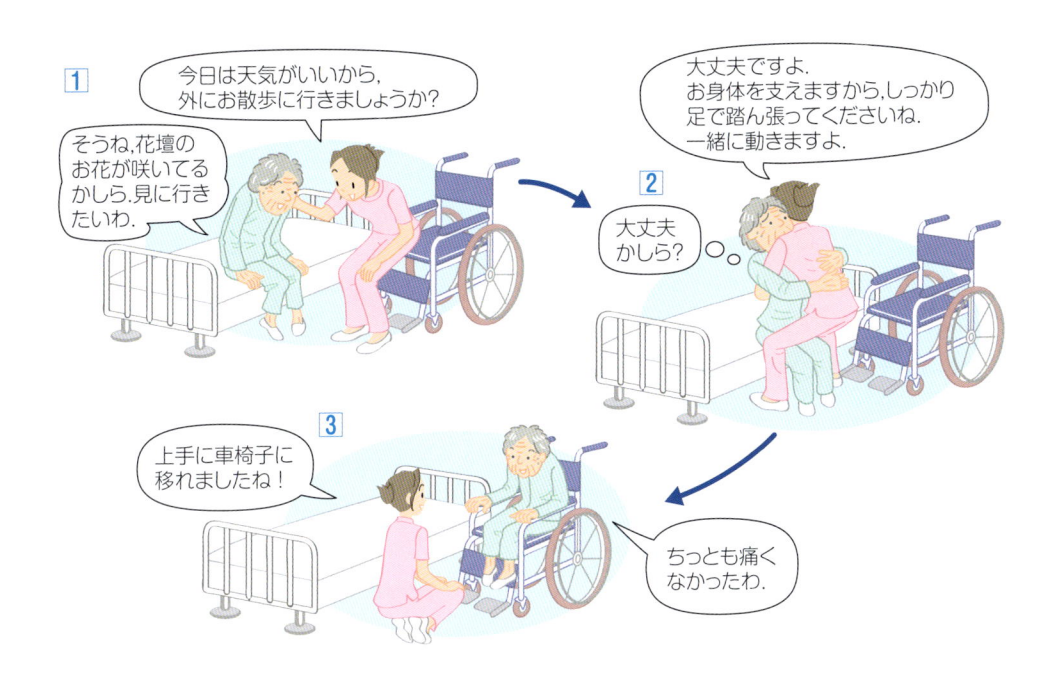

IV.歩くことへの援助

看護援助のポイント

1）バランスの悪い姿勢を支え，安定した立位や歩行を補助するために手すり，杖，歩行器などを使用する．これらの補助具により基底面を広げ，前方への支えが強化される．

2）手すり，杖，歩行器は，上から押さえるように把持できる高さがよい．ただし，筋力が低下している場合は，廊下などに固定された手すりをつかんだ位置に身体を引き寄せるようにしながら歩く人もいる．

3）手すりの高さが合わないと身体の支持力が弱くなるため，高さの合っている杖を使って歩行し，階段や段差のあるところでは手すりと杖の両方を把持して安定させる．

4）円背の強さや上下肢の筋力，麻痺の有無などによって姿勢や歩き方は異なるため，その人の運動機能や体格に，手すり，杖の形状や支持力が適したものを選択する．

5）下肢の筋力が維持されている場合には，必ずしも高さが合っていなくても，手すりがあるだけで重心の移動は安定する．エスカレーターを利用する際に，手すりを必要としない人であっても軽く手すりに触れることが多いのと同じである．

6）円背になると顔が下に向きがちになるため，前方，上方の視野が狭くなり，側方，後方だけではなく前方，上方からの危険にも速やかに対応できないので環境に配慮する．

7）通路，階段などでは端を歩行する．中央付近は歩くのが速い人とすれ違うことが多く，危険である．手すりがある端は，身体の安定性だけではなく心情的にも落ち着く．

観察項目

1）上下肢の筋力．
2）杖の長さ，形状．
3）手すりの高さ．
4）円背の有無と程度．
5）麻痺の有無と程度．
6）歩行する道・通路の状況．

● アセスメントのポイント

1) 上下肢の筋力はどの程度維持されているか.
2) 杖や手すりは，上から押さえるように把持できる高さか.
3) 円背がある場合はとくに，前方，上方に障害物はないか.
4) 麻痺によってどのように歩行が障害されているか.
5) 道や通路に凹凸や障害物はないか.

● 看護援助の実際（図7〜12）

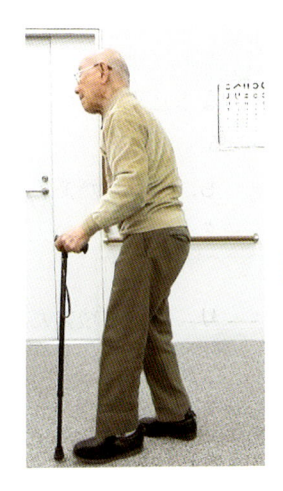

図7　杖をついた歩行

バランスの悪い姿勢を支え，安定した立位や歩行を保持するために杖や手すりが利用される．杖をつくことにより基底面を広げ，前方への支えを強化することができる．凹凸のある道では，杖を地面につき損なったり，歩行器のタイヤが凹部にはまったりして，バランスを崩しやすいのでゆっくり歩行するように促す．

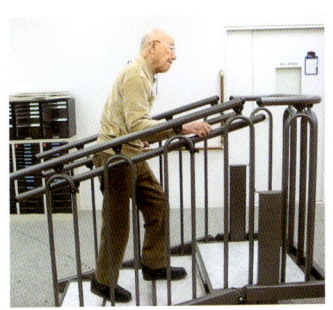

図8　適度な高さの手すりを使って階段をのぼる様子

低い位置の手すりを持つことにより，肘が体幹に引きつけられ，適度な前傾姿勢をとっている.

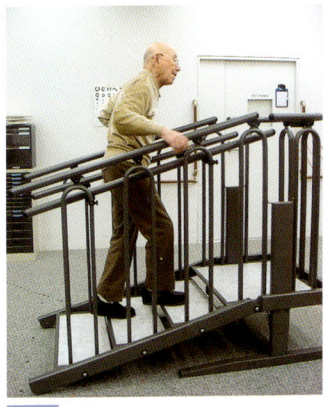

図9　高い手すりを使って階段をのぼる様子

高い位置の手すりを持つと肘が上がり，上肢に力が入りにくくなる.

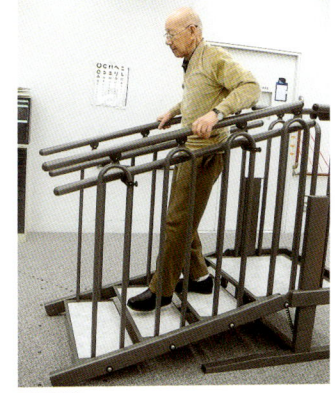

図10　高い手すりを使って階段を下りる様子

高い位置の手すりを持つと，上半身を支えるために重心が後方に残り，足だけが先に下りるような姿勢となる.

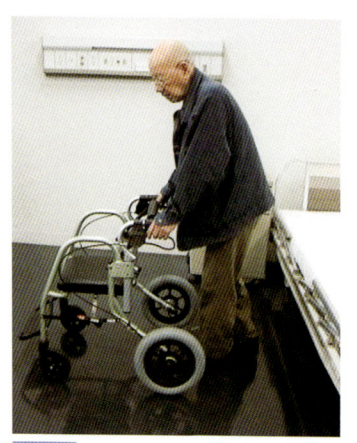

図11 ハンドルが適度な高さの歩行器

歩行器での歩行は安定性が高く，座ったり物を運んだりできるタイプのものもあり便利である．ハンドルを上から押すことができる高さに調整する．

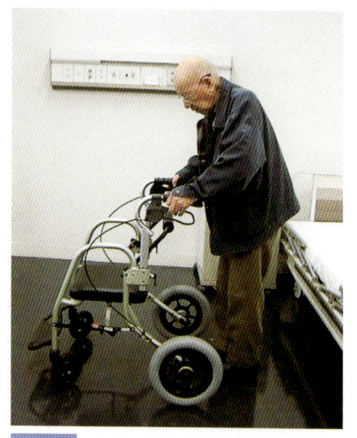

図12 ハンドルが高すぎる歩行器

ハンドルが高すぎると肘が上がり，前傾姿勢が強くなり，不安定になる．

V.立ち上がり・座ることへの援助

●看護援助のポイント

1) 椅子やベッドから立ち上がる時には，足底の全面を床につける．小柄な人ではベッドを最も低い位置にしても足底がつかないことがあるので（図13），臀部をずらして，足底が床につくまで前に出てもらう．

2) 椅子やベッドから立ち上がる時は，後ろに足を少し引き，前傾姿勢をとって立位時に基底面に重心を移動させてから腰を浮かせるように声をかける（図14, 15）．
   足を引くことによって，座位時と立位時の重心の移動距離は少なくて済む．もしも足底が膝よりも前にあると，立位時の基底面に重心を移動するためにはかなり前傾姿勢をとらなければならず，座位から立位への重心の移動距離が大きくなり，不安定な立位動作となる．

3) 椅子やベッドが低い場合は立ち上がりや着座により多くの筋力を必要とするため，手すりやベッドのフレームなど立ち上がり・着座を補助するものを使う．

4) 椅子やベッドに座る時は，基底面の中に重心を保持したまま腰を後方に突き出し，膝を屈曲させながら前傾姿勢をとるように声をかける．椅子の肘掛けをつかみながら着座する時には，肩関節を伸展させて上肢を後方に伸ばし，肘掛けを把持できる位置まで腰を落としてもらう．
   上下肢の筋力が弱い場合には身体を支えきれずに，高い位置から勢いよく着座することになるため，衝撃が大きくなる．

5) 丸椅子のような，手すりがなく安定性の悪い椅子に着座する時は怖いという気持ちがわくので，テーブルや杖などで前方から身体を支え，目で椅子の位置を確認するだけではなく，膝の裏など下肢の背面で椅子の位置を感じながらゆっくり着座を促し，臀部が座面につくまで声をかける．

6) 座る時は足底が椅子の手前にあるため，やや浅く座ることになる．臀部を後方に移動させ

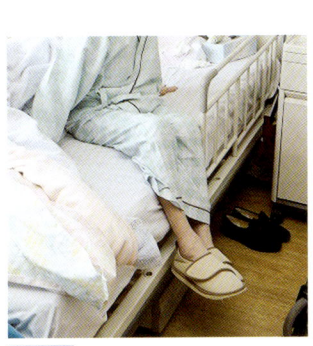

図13 床に足がついていない

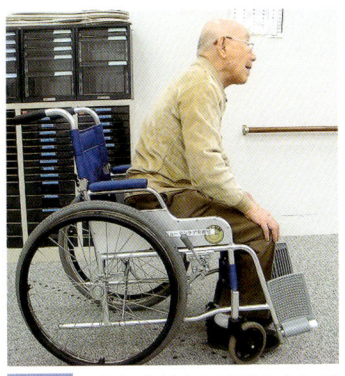

図14 立ち上がるため足を少し引いている

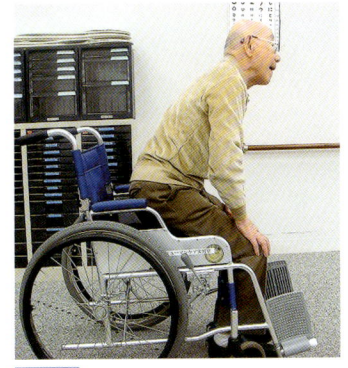

図15 前傾姿勢をとって腰を浮かせている

るか，臀部を浮かせて深く座り直すように声をかける．

7) 椅子にキャスターがついている場合は，必ず固定する．固定していないと，立ち上がろうとして椅子の手すりを押した時や座ろうとして椅子の手すりに体重をかけた時に椅子が後ろに滑り，重心が後方に移動して尻もちをつく可能性がある．

8) 長時間の車椅子や椅座位は避ける．椅座位では深く座り，背もたれによりかかる（図16）と楽ではあるが，この姿勢を長時間続けると次第に骨盤が後傾し，下半身が椅子の前方にずり出してくる（図17）．どんなに座り心地の良い椅子でも，姿勢を変えることなく長時間座ったままでいると股関節，膝関節，足関節の動きが悪くなり，立ち上がって体重の負荷が加わった時に痛みを感じたり，バランスを崩したりすることがある．ときどき立ち上がりや座り直しを促して，圧迫部位の血液の循環を回復させる．とくに，車椅子は座面が薄く体重によってたわむため，長時間の座位には不向きである．また，車椅子のフットサポートの上に長時間足を乗せていると股関節および膝関節の屈曲が強くなりすぎる．そのため，フットサポートを下ろし，食事やテレビ鑑賞など長時間の座位姿勢をとる時には，車椅子から椅子に乗り換えてもらう．

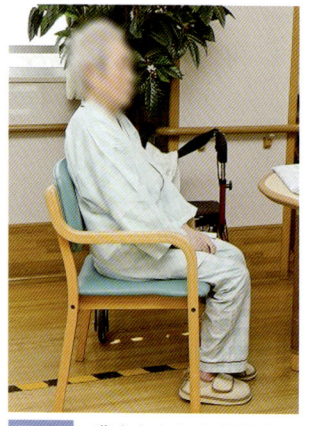

図16 背もたれによりかかった椅座位

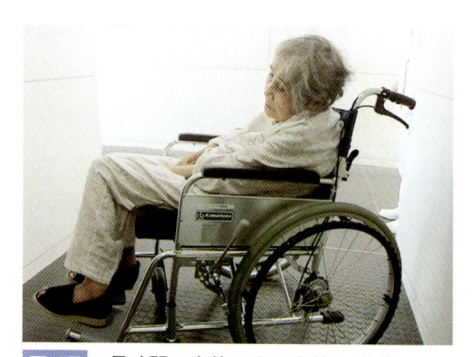

図17 長時間の座位による姿勢のくずれ

● 観察項目

1) 上下肢の筋力．
2) 立ち上がる時，座る時の姿勢．
3) 椅子の種類，機能，高さ．
4) 立ち上がりや着座を支持するものの有無．
5) キャスターの有無．
6) 座位の時間．

●アセスメントのポイント

1) 上下肢の筋力はどの程度維持されているか.
2) 前傾姿勢をとれるか.
3) 椅子やベッドは足底の全面が床につく高さか.
4) 立ち上がったり座ったりする時につかまるものがあるか.
5) キャスターは固定されているか.
6) 連続して座位姿勢をとっていないか.

●看護援助の実際（図18〜30）

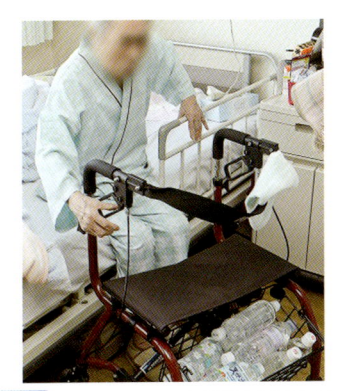

図18　ベッドフレームが下腿の後ろにあたるため，足を引くことができない

ベッドに端座位になった時に，ベッドのフレームやマットレスが邪魔になり，後ろに足を引けないと，足が膝よりも前に出た状態での立ち上がりとなる．この状態では下肢に力が入りづらく，転倒しやすい．足を後ろに引くためにマットレスの前方に座ろうとしてマットレスからずり落ちそうな時には，膝の裏を支点にして膝を伸展させながらベッドを押して立ち上がることになる.

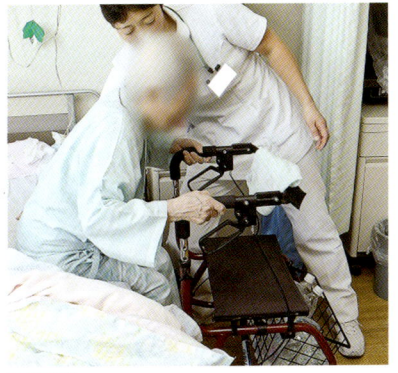

図19　ハンドルが高いため，立ち上がることができない

歩行器のハンドルを手すり代わりにして立ち上がろうとしているが，ハンドルの位置が高いため肘を外側に張っている．この状態では体重を押し上げる力が入りにくいため，看護師に腰を持ち上げられている.

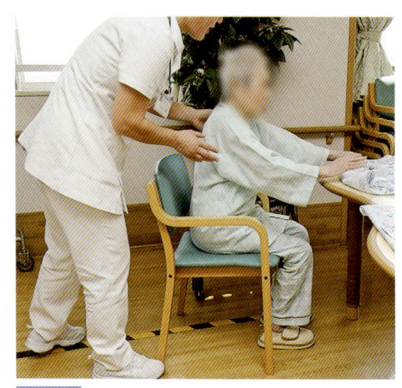

図20 テーブル席からの立ち上がり①

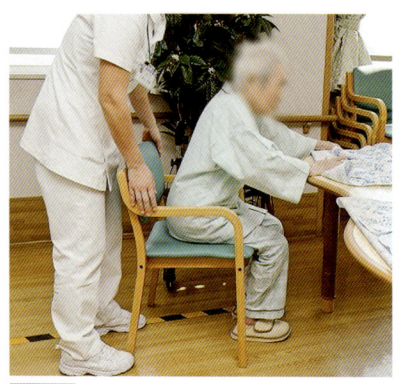

図21 テーブル席からの立ち上がり②

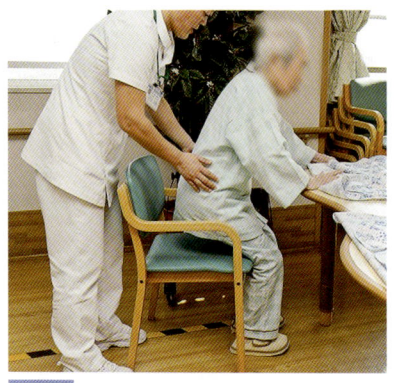

図22 テーブル席からの立ち上がり③

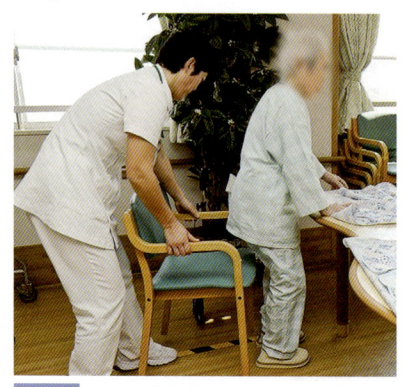

図23 テーブル席からの立ち上がり④

図20〜23では，テーブルを支えに立ち上がろうとしている．テーブルは手すりとして用いるにはやや高いが，歩行器のハンドルよりは低いため，ひとりで立ち上がれている（図22では看護師は腰を支えているだけであり，持ち上げているわけではない）．

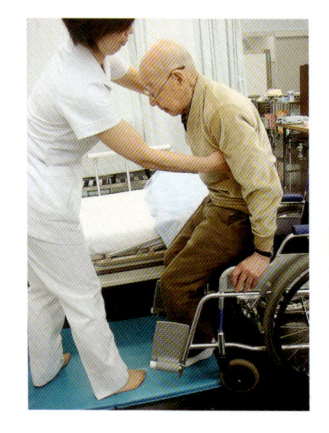

図24 フレームを把持した立ち上がり

車椅子のアームサポートが短いため，フレームを支えにして車椅子から立ち上がろうとしている．しかし，フレーム先端も肩関節より後方になってしまうため重心が後方に残り，立ち上がることができないので看護師に支えられている．

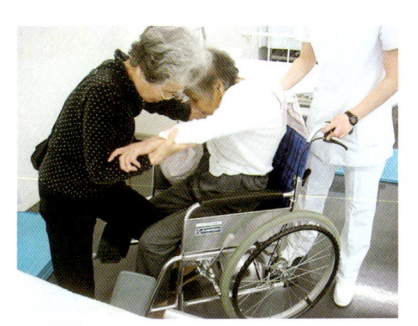

図25　円背が強い人の立ち上がり①

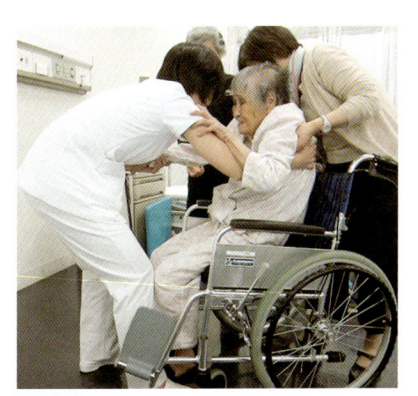

図26　円背が強い人の立ち上がり②

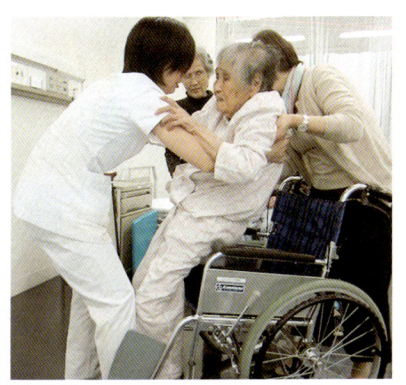

図27　円背が強い人の立ち上がり③

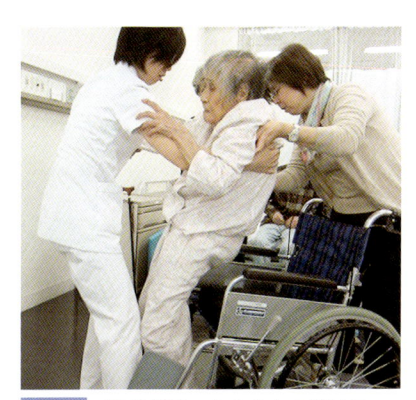

図28　円背が強い人の立ち上がり④

立ち上がりを支える時には，前傾姿勢をとるように誘導すると重心移動は安定するが，この高齢者は円背が強く身体が硬いため，前傾姿勢をとりにくい．重心を前方に移さないまま立ち上がろうとすると腰が伸び，とくに後方に重心が残るため看護師の負担も大きくなる．

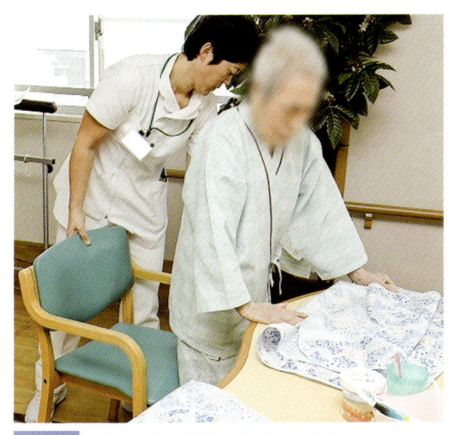

図29　テーブルを支えにした着座

ゆっくり腰を下ろすためには，後ろにある肘掛けを使うよりも，肩関節より前方のもの（ここではテーブル）を手すり代わりにしたほうがよい．

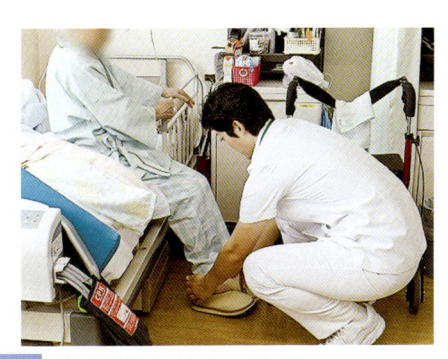

図30　靴を脱がせてもらっている

写真の高齢者はやや身体が硬いため前傾姿勢にはならず，ベッド柵を前方に押すようにつかまり，上半身を後傾させてバランスをとっている．深く腰掛けているため姿勢は安定しているが，もし浅く座っている場合は腰がベッド端から滑り落ちてしまう危険があるので注意する．

Ⅵ.寝返りへの援助

●看護援助のポイント

1) 寝返りとは足でベッドを蹴り，寝返りをするのと反対側の肘でベッドを押して，肩や上肢，腰を寝返りする側に回して体幹の回旋をつくる動作である．高齢になり，この協調運動がスムーズにできなくなると，長時間同一体位で過ごすことになるため，身体の痛みや関節の拘縮，褥瘡の原因になる．そのような場合には体位変換の援助が必要である．

2) ベッド上で臥床している時は，左右の体位変換だけではなくギャッチアップや足あげ，手をあげるなどの軽い運動を促し，同一体位でいる時間を少なくすることによって圧迫部位を移動させる．

3) 寝返りをうつと寝衣にしわが寄りやすい．背中は2点弁別閾（皮膚の2点に加えられた刺激を2点と感じる最小距離）が大きく，シーツや寝衣のしわを感知しにくいため，看護師が目や手でしわの有無を確認し，しわを伸ばす援助が必要である（図31）．

4) 高齢者の皮膚は脂肪層が少なく弾力性に乏しいため，シーツや寝衣のしわを伸ばした時に表面の皮膚も一緒に引っ張られやすい．皮膚が伸ばされた状態で体重がかかると，骨突出部位に褥瘡ができる原因となるため，軽く身体をゆすって皮膚のつっぱりを直す（図32）．

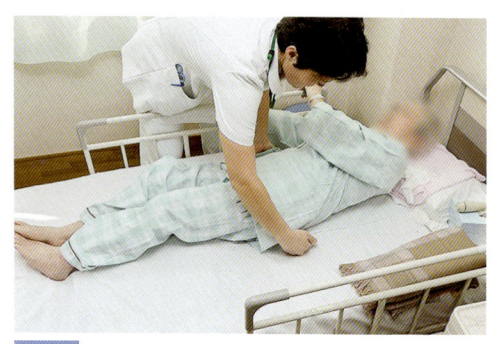

図31 寝衣のしわを伸ばす

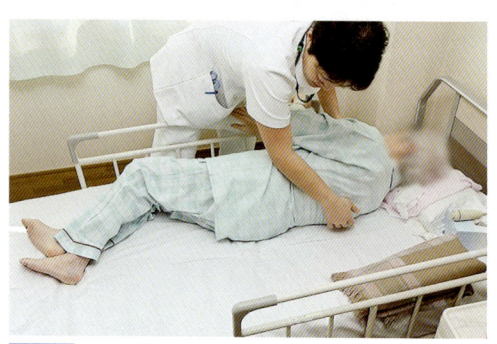

図32 皮膚のつっぱりを直す

●観察項目

1) 寝返りの状況．
2) 寝返り後のシーツや寝衣のしわ．
3) 寝返り後の皮膚のつっぱり感．

●アセスメントのポイント

1） ひとりで寝返りをできるか否か.
2） どのくらいの間隔で寝返りをしているか.
3） シーツや寝衣にしわはないか.
4） 皮膚がつっぱった感じはしていないか.

●看護援助の実際（図33・34）

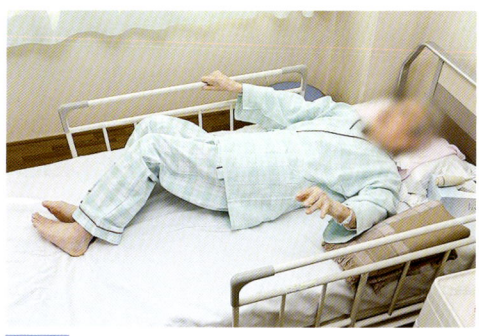

図33 寝返り①
向こうとする側の上肢でベッド柵につかまると
ひとりで寝返りをうちやすい.

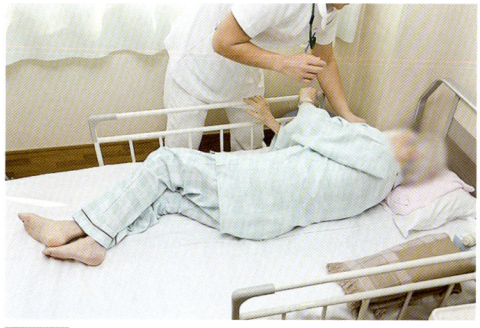

図34 寝返り②
反対側の上肢がベッド柵に届かない場合は看護
師が肩, 腰を補助し, 回旋が終わっている場合
は手を誘導してベッド柵をつかませてもよい.

Ⅶ.トイレ移乗の援助

●看護援助のポイント

1) プライバシーと個人の尊厳を守るため，トイレ内での援助は必要最小限とし，できるだけ自立してトイレ動作を行うことができるようにする．

2) トイレでの移動・移乗は重心をある位置から別の位置に移す行為であるため，バランスを崩しやすい．手すりなどの道具を使って，動作を補助すると安定し，安心して行動できる．

3) 動作した時のバランスが悪くなっていることは，高齢者自身も感じている．そのため，怖いという気持ちがわき，腰がひけたような姿勢になり，感覚を確かめながら動作をしようとするため動きが遅くなる．看護師は，高齢者をあわてさせることなく，高齢者本人のペースで動作できるように見守り，自立および事故防止に努める必要がある．

4) 車椅子用トイレ（多目的トイレ）にはL型手すりが壁に固定され，反対側にも手すりが設置されていることが多いが，体幹をねじる動作になるため，下肢の筋力がない高齢者の場合は回旋する時に転倒が誘発される可能性がある（**図35～37**）．

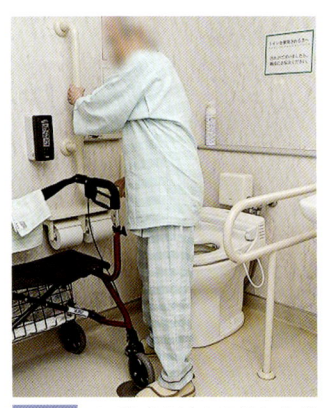 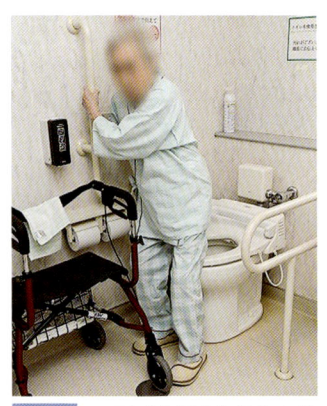 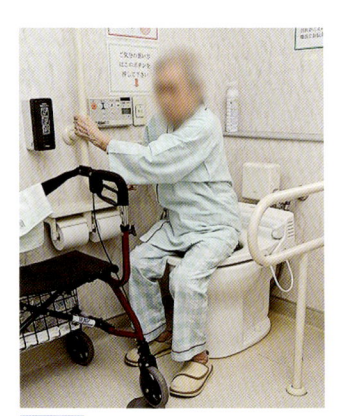

| 図35 L型手すりを把持した着座① | 図36 L型手すりを把持した着座② | 図37 L型手すりを把持した着座③ |

図35～37では，歩行器から手を離し，L型手すりを把持して便器に着座しようとしている．この時L型手すりを持とうとする体幹の向きと着座の方向が異なるため，体幹がねじれている．

5）両手が使える場合は，便器から立ち上がる時にはL型手すりと反対側の手すりを使うことができる．しかし，L型手すりの反対側の手すりは便器からやや遠いため脇が開いてしまい，力が入りにくい（図38）．このような状況では，前傾姿勢がとれずに重心を後方に残したまま立ち上がることになるため（図39），下肢の筋力のない人では立ち上がることが難しい．そのような場合は，歩行器のハンドル部分や車椅子のアームレストにつかまってもらってもよい．ただし，ストッパーがかかっていることを必ず確認する．

6）高齢者の身体機能に合わせた手すりの使い方を検討する．

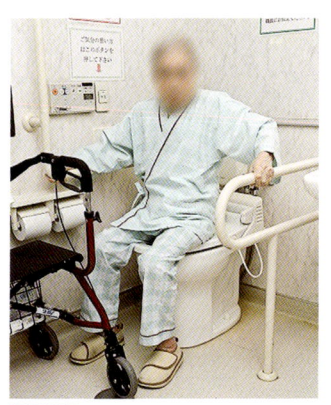

図38　L型手すりを把持した立ち上がり①

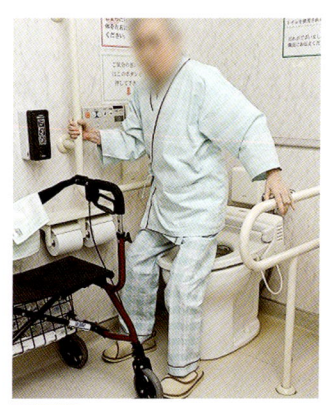

図39　L型手すりを把持した立ち上がり②

観察項目

1）上下肢の筋力.
2）麻痺の有無と程度.
3）トイレの手すりの位置や使い方.

アセスメントのポイント

1）上下肢の筋力はどの程度維持されているか.
2）麻痺によってどのようにトイレ内動作が障害されているか.
3）トイレの手すりは高齢者の身体機能に合っているか.

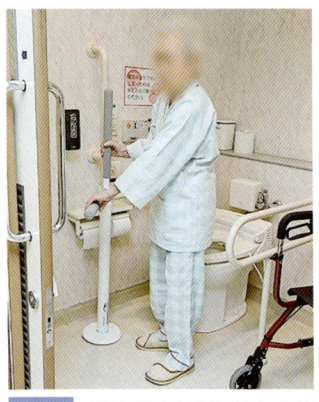

図40 前方手すりを把持した着座①

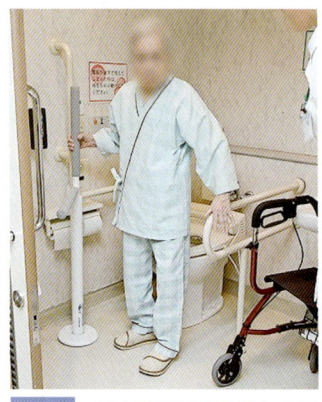

図41 前方手すりを把持した着座②

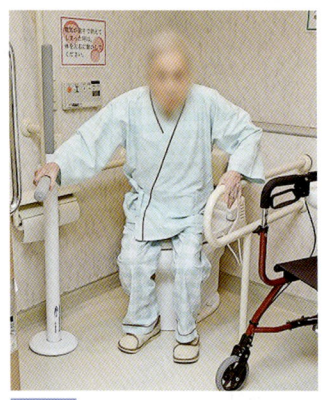

図42 前方手すりを把持した着座③

図40〜42のように便器の前方で把持できる手すりを設置することで，安全で自立したトイレ動作をできるようになる．体幹のねじれは見られず，安定性が増す．

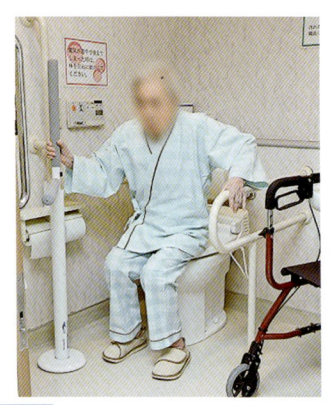

図43 前方手すりを把持した立ち上がり①

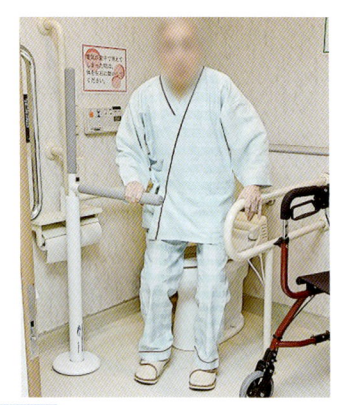

図44 前方手すりを把持した立ち上がり②

便器から立ち上がる時にも体幹のねじれはなく，前方手すりの縦手すりを把持し，自然に前傾姿勢をとって立ち上がっている．

図の前方手すりは水平手すりの角度を45°ずつ変えることができるため，近づけることにより水平手すりも使いやすくなる．

第3章 高齢者の生きる活力となる食事の看護

Ⅰ.看護援助の意義

高齢者にとって「食べること」は，生理的意義・心理的意義・社会的意義がある．

・生理的意義：生命の維持，栄養を補給する．

・心理的意義：食事は楽しみ，生きている実感・幸福感を感じる．

・社会的意義：食事の場は人間関係を形成する社交の場，家族とのだんらんの場．お正月のおせち，七草粥など代々伝えられてきた日本の食文化を次の世代に伝え続けていく．

高齢者にとっての食事は生きる活力となり，その看護援助は高齢者の生きることを支えるものである．

しかし，高齢者は老性変化や疾病により身体機能・嚥下機能・消化機能に低下などが生じる．そのような高齢者は自立した食事動作ができなくなって介助が必要になり，安全に食べるために食事形態を変えるなどの工夫をしなければならなくなる．また，入院するとカーテンに仕切られたベッドサイドで，ひとりで食べることが多い．ただ単に栄養を補給するということだけではなく，高齢者にとっての意義ある食事が提供できるような看護援助が必要である．

高齢者の食生活は長い人生のなかで培われている．個々の食事内容・方法・嗜好には個人差があり，これまでの食習慣を尊重する必要がある．人は食べたいものを食べたいように食べるという欲求をもっている．加齢に伴い，認知力，咀嚼・嚥下機能，味覚・嗅覚・視力の低下などにより，食事を摂取することが難しくなる場合もある．高齢者に対してはこれらのどこに問題があるのかをアセスメントし，適切な援助を行うことが大切である．

Ⅱ.気をつけたい状況

❶義歯が合わない（または義歯がない）

義歯がある高齢者は義歯をはめて，食事をとることが原則である．しかし，義歯が合わなくなっている場合，義歯を入れると痛みを感じることがある．そのような場合は，無理に義歯を使用する必要はない．もともと義歯を使用していない高齢者も多くいる．義歯がないことで，硬いものが食べづらかったり，食塊形成がしづらかったりすることがあるので，食事形態の選択にも注意が必要である．

❷ベッド上で食事をとる

　日常生活では，椅子の上で座位になって食事をとることは当たり前であるが，入院している高齢者は，ベッド上で食べていることが多いため，食事に不適切な姿勢になりやすい．治療上必要である場合を除いては，普段どおりに椅座位で食べることができるように援助をする．

❸看護師の都合でエプロンをして食事をとる

　乳幼児が食事中にエプロンをつけていることがあるが，わたしたち成人は普段食事をとる時にエプロンをつけてはいない．しかし，「看護師が汚れた衣服を替えるのが面倒だから」などの理由で画一的にエプロンをつけていることがある．高齢者は身体機能の低下によって食事動作がうまくいかないために，寝衣やテーブルを汚してしまうことがあるが，そのような人には清潔なエプロンを使ったり，こぼしても自分のペースで食べられる環境を整える．そして，子ども扱いしないという配慮が必要である．

❹食事におかずや薬を混ぜている

　茶碗にお粥，小鉢に煮物，皿に焼き魚などが彩りよく別々に配膳されているのに，おかずをお粥にのせて混ぜて食べさせていることがある．これでは見た目も汚くなり，形態の異なる物を混ぜて一緒に口の中に入れられたら，とても食べにくいものである．

　食後に飲む粉薬をお粥に混ぜて飲ませる（食べさせる）ことも行われている．これはやってはいけないことである．嚥下障害がある場合は，味のついた寒天ゼリーなどとともに薬を飲んでもらうなどの方法をとる．

❺大きなスプーンを使用して食べている

　高齢者は，加齢に伴い嚥下機能が低下する．今までどおりの量の食事を一気に口に入れることは，誤嚥につながる危険がある．スプーンの大きさにも注意が必要である．

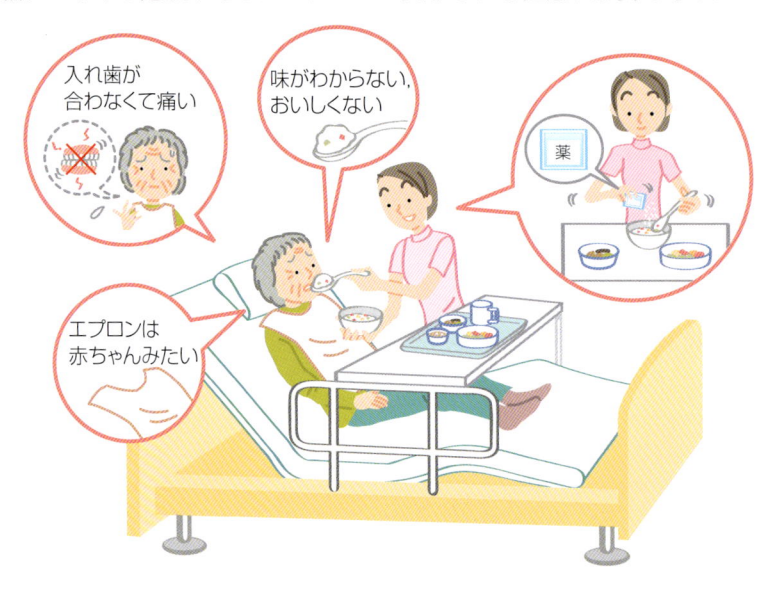

Ⅲ.看護援助

　高齢者の生きる活力となる食事の看護では，以下の4つを考慮して取り組むことが大切である.

❶嚥下機能の低下を予測し安全な食事を保障する

　高齢者は，嚥下機能の低下を起こす可能性があちらこちらに潜んでいる．高齢者の老化による機能低下や疾患とその治療などをアセスメントして，嚥下機能の低下を予測し，誤嚥や食欲低下を起こさないよう，安全な食事を保障する必要がある.

嚥下機能の低下を探索するアセスメント項目

1) 老化による嚥下機能の低下はあるか
2) 免疫機能の低下や全身機能の低下の影響はないか
3) 肺炎など呼吸器疾患を起こしていないか
4) 筋力や知覚が低下していないか
5) 口腔内の変化が起こっていないか
6) 治療のために飲んでいる薬の影響はないか（表）
7) 嚥下時の呼吸型に変化はないか
　高齢者は加齢による嚥下時の呼吸型の変化により，誤嚥しやすい状態にある．鎌倉らの実験による結果[1]では，高齢になると嚥下時無呼吸時間が延長したり，一度では嚥下しきれずに数回続けて嚥下したりすることが多いことが明らかになっている．そのため，呼気の終わり近くに嚥下時無呼吸が生じ，嚥下後に吸気が後続されやすい．咽頭付近に食物残渣が残っている場合，吸気とともに気道へ誘導されやすくなるため，誤嚥しやすくなる.
8) 脱水を起こしていないか

表　薬物の嚥下機能への影響とその援助

薬　物	考えられる嚥下機能への影響	援　助
抗精神病薬 抗不安薬 抗痙攣薬	覚醒レベルの低下 意欲・集中力の低下 嚥下反射遅延	入眠導入に薬剤を使った場合に，翌日の朝の食事には注意が必要である．覚醒が悪い時は，無理に食事を摂取させないようにする．また，薬の影響が強い時には，薬の量の調節を考慮しなければならないので，よく観察し，医師など多職種と連携する．
利尿薬 三環系抗うつ薬 交感神経抑制薬 抗精神病薬 抗ヒスタミン薬など	口腔内乾燥を引き起こす	食事前に，含嗽や水分摂取をして口腔内を潤してから食事を始める．例えば，味噌汁やお茶などを先に摂取するように声かけをすることも大切である．
抗コリン薬 三環系抗うつ薬 カルシウム拮抗薬	平滑筋・骨格筋の機能障害を起こす （咽頭収縮力低下）	嚥下に必要な筋力が低下すると，嚥下圧がかかりにくく，食物が咽頭付近に残留してしまう原因になる．一口量を少なく調節し，1口1口しっかり「ごっくん」と嚥下することを意識づける．
ドパミン アトロピン	下部食道括約筋の緊張を低下させる	下部食道括約筋の緊張が低下すると食べた食事が胃から食道に逆流してくる可能性がある．ひどい時には逆流性食道炎を起こし吐血することもある．食物逆流の可能性がある時には，食後すぐに横にならず，座位やリクライニング位で過ごすことが大切である．食べた食物によって胃内停留時間が異なる（例：お粥100 g で1時間45分くらい，魚介類100 g や野菜・果物類100 g で2〜3時間くらい）．
抗精神病薬 抗パーキンソン病薬	口腔・頸部・四肢・体幹の不随意運動をきたす	舌が不随意に動いていると，口の中で食塊形成ができなかったり，送り込みができなかったりする．四肢・体幹の不随意運動があると，安定した姿勢がとれない．このような状態で食事をとることは危険であるため，症状が落ち着くまで待ち，タイミングを計って食事をする．また，薬剤の調整を医師に依頼する．

❷今までの食習慣をふまえて援助する

　高齢者は長く生きてきた生活のなかで，今までの食習慣が身体に染みついている．高齢者の食習慣を観察し，なぜそのような習慣となっているのか，その人の長年の暮らしや価値観の情報を得ながら考察してみよう．看護師の価値観から「変わった人」「わがままな人」「困った人」などとレッテルを張らないように気をつける．

看護師が困った高齢者と思い込みやすい例

・歯がないのに義歯を入れずに食事をする人

・短時間でかきこむように食事をする人

・好きな物から先に食べる人，あるいは最後に食べる人

・朝は必ずパンを食べる人

何度説明しても大きな食塊を口に頬張り，むせてしまう高齢者の情報

・忙しい職場で休む時間もなく働いてきた

・いつも昼食は，おにぎりを頬張って仕事をしていた

これらの情報を得た看護師のアセスメント

「この人が食事を頬張る食習慣は，忙しく充実して働いていた頃に身についたのだろうから，それが修正できないのも納得できることだ．その頃は若くてむせることもなかったのだろう．今もご自身の身体イメージがその頃のままなのかしら？　ご自身の老化に気づいていないのかもしれないな．説明の仕方を工夫してみよう」

このように，高齢者の行為に納得ができると，食事時の声かけも変わってくるだろう．

❸主観的な情報から具体的・客観的な情報にして共有する

　高齢者に食事のことを聞くと，「しっかり食べていますよ」「ちゃんと飲んでいますよ」というような答えが返ってくることが多い．「食べているなら，大丈夫」と思ってはいけない．看護師が考える「しっかり食べている」は3食きちんと主食，副菜，果物を交えた食事と想像するかもしれないが，高齢者は高齢者自身の基準で話をしているということに注意しなければならない．

　高齢者の援助をしていく者としては，「何をどのくらい？」「何回？」と具体的な情報を得る必要がある．

　高齢者に具体的に聞くと，「朝は食べない」「小さなおにぎりひとつにみそ汁だけ」などという食事がこの高齢者の言う「ちゃんとした」であることがわかった．

　入院中は食事の管理を行い，必要な栄養素や栄養量，水分量を摂取でき，身体の調子を整えるのによい機会となるが，退院となった時にも注意が必要である．独居の高齢者が自宅へ戻る場合，継続して食事を管理，観察していくことは難しい．その場合は家族や地域の人たちの協力を得て，食事の保障をし，低栄養，脱水にならないようにしていく必要がある．定期通院によって継続的に観察できる場合は，必要な情報を外来看護師に伝達するなどして，情報共有をしていくことも大切である．

❹食事の満足感を感じられる

　高齢者の食事動作はその姿勢と環境に影響される．第2章（p.9〜）で述べたように，食事動作に必要な上肢の動きの制限や座位の不安定さが食事動作に影響する．テーブルが高くて上肢が思うように使えない状態や，足が床にしっかりついていない座位など不適切な姿勢と環境を改善し，一人ひとりが自分の食べたい物を食べたいように食べられる環境づくりをすることが必要である．ベッド上で食事をせざるをえない場合や，自分で食事ができない高齢者に対しても，なにかしら自分で食べられたとか，おいしく食べさせてもらったと満足感が得られるような援助が必要である．

　人間にとって食事はエネルギーを身体に取り込むことであり，生きることの活力を得る機会である．食の満足感が高齢者の生きる意欲につながるので，食事の姿勢と環境づくりが重要である．

COLUMN　不顕性誤嚥：Silent aspiration
（ふけんせいごえん）

　高齢者はむせていなくても誤嚥している可能性がある．人には，咳嗽反射という生体の防御機構が備わっており，飲食物が気道に侵入すると，「むせ」が起こり，異物である飲食物を体外へ排出しようとする．そのため，咳嗽反射が正常に機能することは，誤嚥予防のためには非常に重要である．しかし，高齢者では，誤嚥をしても「むせない」場合がある．これを「**不顕性誤嚥：Silent aspiration**」という．これは，加齢により気道の感知が低下していることが考えられる．本人や周囲の人が気づきにくい誤嚥であるため，そのまま摂食を続けてしまうことにより，誤嚥量が多くなって発見されることがある．むせがないから誤嚥がないというわけではないこと（不顕性誤嚥の存在）をつねに考慮する必要がある．

不顕性誤嚥のサイン

- ・顔色の変化（顔色が悪くなる）
- ・呼吸が荒くなる，湿性嗄声（喉元からゴロゴロ音がする，「あ〜」と声を出してもらうと，ガラガラした声に変化している）
- ・嚥下，食事の後の咳
- ・痰の量の増加
- ・経皮的動脈血酸素飽和度（SpO_2）の低下

Ⅳ.高齢者の食事援助の基本

高齢者が座位をとれる場合，病院などの療養の場では，ベッドサイドでの座位や椅子・車椅子での座位などとなる．ここでは，座位でひとりで食事ができる人を基本とした一連の食事の援助について解説する．

●看護援助のポイント

食事の看護援助を行うポイントは，以下の5つがあげられる．

1) 食事の前に，排泄を済ませ，便器や尿器など不快な臭いがするものは片付けるなど，気持ちよく食べることができ，食事だけに集中できるような環境を提供する．

2) 高齢者は，骨突出していたり，円背があったりと，同じ姿勢を長時間保つことで，褥瘡などの皮膚トラブルの発生につながる場合がある．食事中でも，途中でお尻の位置を変えたり，クッションなどを用いて姿勢を調整したりして，皮膚トラブルを予防する．

3) 高齢者は食事の時間が長くかかることがある．周りの人が片付けをはじめたり，席を外したりしはじめると，せかされているように感じあせってしまうことがある．看護師は「ゆっくりで大丈夫ですよ」などの声かけをし，あせらせないようにする．

4) 自分でできるところは自分で行ってもらう．食事動作の自立に向けて，必要な部分のみ援助を行うようにする．

5) 高齢者は,青錐体細胞の感度が低下し,「緑色が青っぽく」「黄色が白っぽく」見える．また,紺色が暗く見え，黒や緑との区別がつきにくくなる．さらに，縮瞳と水晶体の影響により，コントラスト感度が低下し，淡い色が見えにくくなる．食物と食器の色のコントラストをはっきりとつけ，食事内容がおいしく見えるように工夫する．

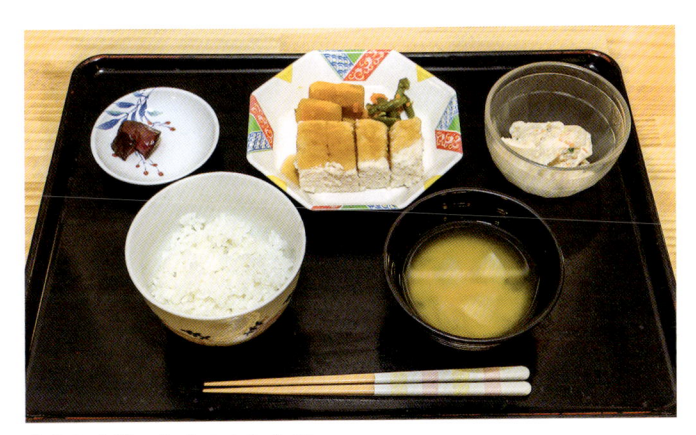

食物と食器の色を工夫した例

●アセスメントのポイント

食事の援助を行う場合の主なアセスメント項目には，以下の4つがあげられる．

1) 栄養状態の評価：身長，体重，BMI，血液検査データ（総蛋白，アルブミン，尿素窒素など），必要栄養量・必要水分量が摂取できているか
2) 食習慣・食事に対する認識：食事回数，食事時間，嗜好，認知機能など
3) 食事動作：自立の程度，運動障害・嚥下障害の有無など
4) 食事を妨げる原因：食欲，知覚障害，口腔内の状態，痛み，不安など

●食事の選択

高齢者の食事を選択する視点には，以下の6つがあげられる．嚥下機能，咀嚼力，義歯の有無，残存歯の状況などを考慮して，適切な食事を選択する必要がある．

1) 食事形態（硬さ，ぱさつき，べたつき，大きさ）
2) 食事の嗜好
3) 1日の必要エネルギー量
4) 制限するものはないか（塩分やエネルギー量など）
5) 食物アレルギーの有無
6) 食事と内服薬の飲み合わせ

●必要物品

食事の援助を行う場合の必要物品は以下のとおりである．

- ・箸
- ・スプーン
- ・フォーク
- ・湯呑み
- ・エプロン
- ・タオル
- ・ティッシュペーパー
- ・吸い飲み

（以下は必要に応じて）
- ・トロミ調整食品
- ・ストロー
- ・滑り止めマット
- ・使用しやすい食器（柄が太いスプーン，曲がっているスプーンなど）

看護援助のプロセス

1 事前確認

❶食事は覚醒して食べることが基本である．覚醒が悪い時やうとうとと傾眠傾向である時は，顔を拭いたり，手を洗ったりするなどして覚醒を促す．それでも傾眠傾向が強い時は無理をせず，食事時間を変更する．

❷食物アレルギーや内服薬の関係で食べてはいけない物があるかどうか確認する．

❸落ち着いて食事ができるように尿意・便意の有無を確認し，排泄は済ませておく．

2 物品の準備・点検

食事をする場所の準備をしておく．適切なテーブルや椅子の高さ，一緒に食事をする高齢者同士が座る場所の検討，配膳前のテーブルの清潔などに配慮する．

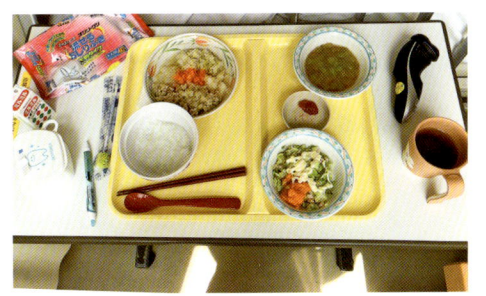 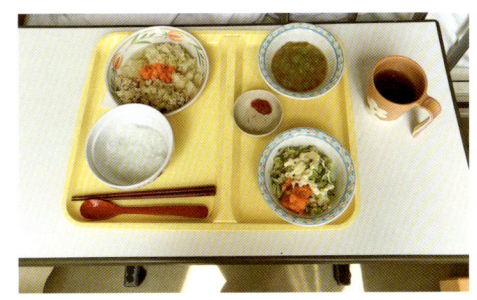

テーブルの上に配膳された食事以外にひげそり，ボールペン，おしりふきなど，たくさんの物が乗っている．これでは，いろいろな物に気が散り食事に集中できない．また食べる環境としても好ましくないので，きれいに整頓されたテーブルに配膳するようにしたい．

このように，食事に必要な物以外はすべて片付けることで，食事に集中できる．

3 移動

病室以外で食事をする時には，ベッドから歩いて，あるいは車椅子で移動する．

4 環境の準備

　病室または食堂など，高齢者が食事をする場所の環境を整える．尿器を使用している人では，排泄物は処理し，尿器を片付ける．

【食事に集中できない高齢者の場合】

　食堂など人が多く集まる広い場所では，食事に集中できない可能性が高まる．その場合には食事の場所を落ち着いた環境に整える．

5 手洗い・含嗽

　食事の前に手洗いと含嗽を行う．また，看護師自身も手洗いを行う．

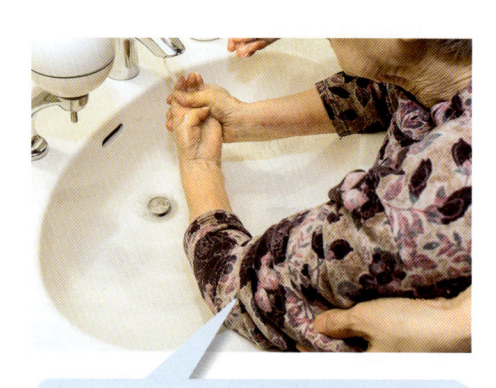

【食前に含嗽をする根拠】
高齢者の口腔内は乾燥していることが多いので，食事の前に口腔内を潤すことが必要である．また「ぶくぶく」うがいは口腔周囲の筋肉を使うので，食べる前の準備運動としても有効である．

感染予防の観点からも，手洗いはとても重要であり，「これから食事だ」という気持ちを高める

6 姿勢の調整

　高齢者に合った高さの椅子や車椅子を選択し，足がぶらぶらと宙に浮いている状態ではなく，安定した姿勢がとれるようにする．
【原則】どのような姿勢（座位，車椅子，リクライニング位など）であっても，頸部前屈位が原則である．詳細は p.41 参照．

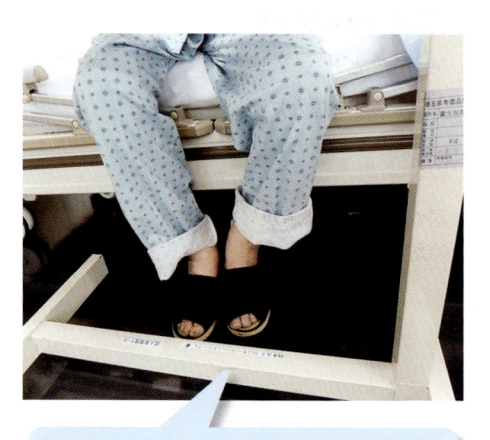

足はしっかり床につける．足がぶらぶらした状態では，姿勢が安定しない

〈良い例〉

顎も下を向き，頸部前屈位の姿勢がとれている

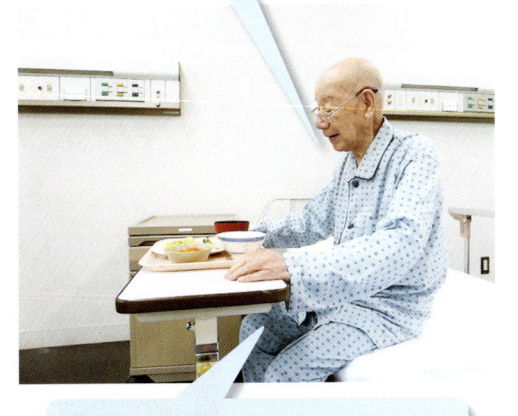

手がテーブルの上に自然にのせられる高さ

〈不適切な例〉

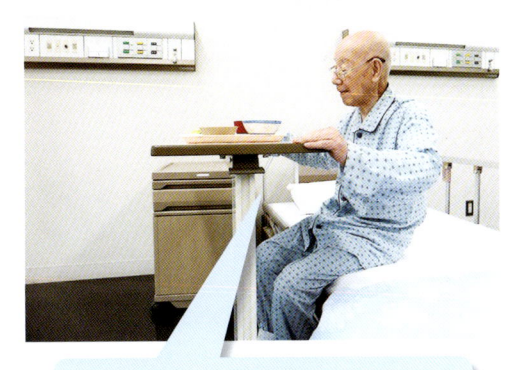

テーブルの高さが高すぎる．食事をのぞき込むような姿勢となり，顎も上がってしまい，とても食べづらい

7 配膳

❶高齢者からよく見える位置に配膳する．高齢者から見て，左側にご飯，右側に汁物が位置するようにする．

❷食札を見て，献立内容を説明する．

❸禁忌（ワルファリンカリウム内服中の納豆摂取など）やアレルギーのある食べ物でないことを確認する．

Point ▶▶

温かい食べ物は温かく，冷たい食べ物は冷たい状態で食べられるように配慮する．

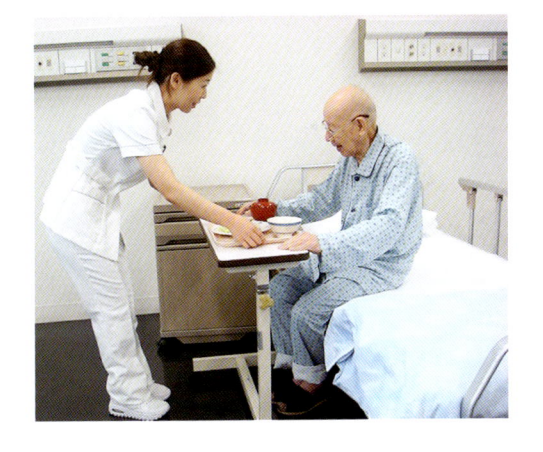

8 食べる

　姿勢が崩れていないか，食べにくい物はないか，むせていないかなどを適宜確認する．食事開始時にむせることが多いといわれているので，食事開始後すぐは，そばを離れずに見守る．

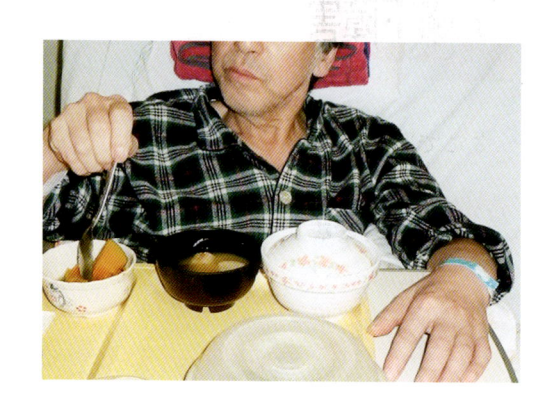

ワンポイントアドバイス

　食べ物を口に入れて，すぐに「おいしいですか？」と高齢者に声をかけることがある．私たち看護師は笑顔で高齢者に話しかけながら，食事援助をするよう努めている．しかし，高齢者の返事を期待する質問は，口の中に食べ物がない時にしなければならない．つい，食べ物を口に入れてすぐに「味はどうですか？おいしいですか？」など話しかけてしまうが，高齢者は口の中に食べ物が入ったまま，しゃべろうとしたり，急いで嚥下をしたりすることで，誤嚥につながることがある．話しかけるタイミングが大切である．

9 後片付け

　高齢者とともに「ごちそうさま」と食事が終了したことを共有し，下膳をする．食べこぼした食物が衣類やテーブルに残っていないか確認し，テーブルを拭くなどしてきれいに整える．

10 歯磨き・含嗽（口腔ケア）

　食後の歯磨き・含嗽を行い，口腔の清潔を保つ．

> **Point** ▶▶
>
> 移動可能な高齢者は洗面台で行う．移動できない場合は，ガーグルベースンを使用してその場で行う．
> →52ページ参照

11 評価・報告・記録

　食事に対する高齢者の反応や何をどのくらい食べたのか，摂取内容や摂取量，食事にかかった時間などを記録する．食事と一緒にとった水分量を確認することも高齢者のケアでは重要である．

V.嚥下障害があり食事介助が必要な高齢者への食事の援助

ここでは，嚥下障害がある高齢者への食事の援助について解説する．

看護援助のポイント

嚥下障害がある高齢者への看護援助のポイントとしては，以下の4つがあげられる．

1）覚醒状況の確認を必ず行う．

2）嚥下状態の確認を必ず行う．

3）窒息や誤嚥など緊急時にすぐに対応できる環境，物品を選択し準備する．

4）窒息，誤嚥を起こさないように，姿勢の調節，一口量の調節を行う．

アセスメントのポイント

嚥下障害がある高齢者へのアセスメントは，以下の5つがあげられる．

1）食事中のむせの有無
  - どんな時にむせたのか
  - 食事のはじめか中間か後半になってからか
  - むせやすかった食べ物はどれか
  - 水分でのむせはないか

2）食事開始前と終了後の呼吸状態に変化がないか（SpO_2 の観察）

3）食事にかかった時間

4）使用している食具

5）緊急時に対応できる環境かどうか：吸引器の準備，人手はあるか

嚥下障害がある高齢者の食事を選択する視点として，以下の2つが重要である．

1) 食事形態：嚥下機能に合った食事形態を提供しているか（キザミ，極キザミ，軟菜，ペースト食，ソフト食など）
2) 水分の提供方法（トロミ調整食品を使用するのか，ゼリー状にするのかなど）

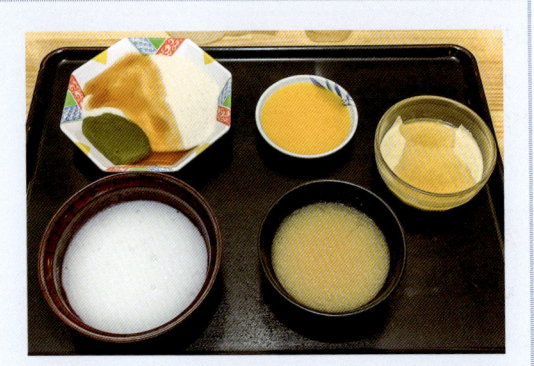

嚥下調整食の一例．主食はペースト状のお粥，おかずは魚や肉，野菜をペースト状にしたものを再形成している．

● 必要物品

・箸	（以下は必要に応じて）
・スプーン	・トロミ調整食品
・フォーク	・ストロー
・湯呑み	・滑り止めマット
・エプロン	・使用しやすい食器（柄が太いスプーン，曲がっているスプーンなど）
・タオル	
・ティッシュペーパー	・吸引器
・吸い飲み	・吸引に使用する物品（吸引チューブ，手袋，シールドマスクなど）
・パルスオキシメーター	

看護援助のプロセス

　事前確認や物品の準備・点検，看護師側の準備，後片付けなどは，p.35〜38を参照されたい．ここでは，とくに注意したい看護援助のポイントについて述べる．

1 環境の準備

　窒息や誤嚥など緊急時にすぐに対応できる環境を選択する．病室であれば吸引器の設置のある場所付近や，食堂であれば，すぐに部屋に戻ることができる場所を選択する．

　食事の開始や食事形態の変更はなるべく昼食にする．不測の事態にも対応できるように人出が多く，処置や検査が行える環境が整っている日中が望ましい．

2 姿勢の調節

　嚥下機能の状態に応じて姿勢を調整する．姿勢の調整は誤嚥しにくい体位をとることができたり，嚥下機能に大きな影響を与えたりすることもあるので，とても重要なケアのひとつである．

●ギャッチアップの角度

　リクライニング位のような体幹の角度を調整する姿勢は，食塊の送り込みを改善させたり，誤嚥を予防できたりすることもある．一般的に，摂食嚥下障害が重度なほど，30°程度の低い角度のほうが誤嚥しにくいとされている．しかし，高齢者によっては，逆に嚥下機能が悪化する場合もあるので，個別に十分な評価を行い，適切な体幹角度を設定する必要がある[1]．

●頸部前屈位

　頸部を前屈することで，咽頭と気管に角度がつき，誤嚥しにくいといわれている．わたしたちも普段，食事をする時は自然とこの姿勢になっているはずである．したがって，座位でもリクライニング位でも食事時の頸部の基本は前屈とし，枕やバスタオルなどを使用して調整する．

　「今は食べていないから」と枕なしで過ごしていたりすると，後屈気味となりそのまま拘縮してしまうことがある．高齢者の場合，そのような状態になると元に戻すことが困難となるので気をつける．

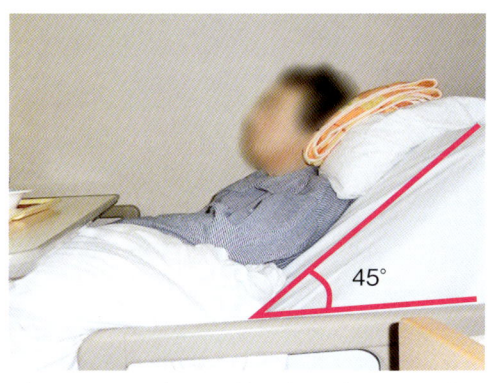

ギャッチアップ45°：枕の上にバスタオルをたたんで乗せると頸部前屈位がとれる．

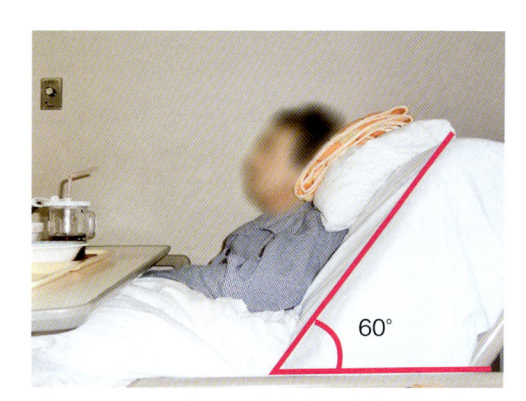

ギャッチアップ60°：上半身の角度が上がっても枕を入れないと頸部前屈位にならないので枕を使う．

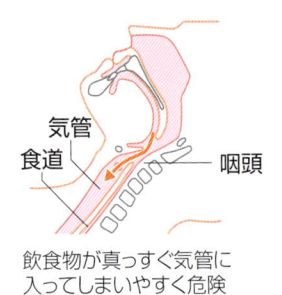

枕がない場合

気管
食道 ——— 咽頭

飲食物が真っすぐ気管に
入ってしまいやすく危険

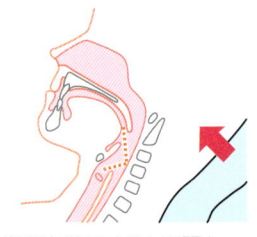

枕がある場合

頭部を前屈すると咽頭と
気管に角度がついて誤嚥
しにくくなる

（向井美惠，鎌倉やよい編集：摂食・嚥下障害の理解とケア，p103，学研，2003）

③ 配膳

　水分にトロミが必要な場合や見守りでの食事摂取をする必要がある高齢者には，手の届くところに配膳してしまうと，ひとりで食べはじめてしまったり，ひとりでお茶を飲んでしまい，むせてしまうこともあるので，注意が必要である．

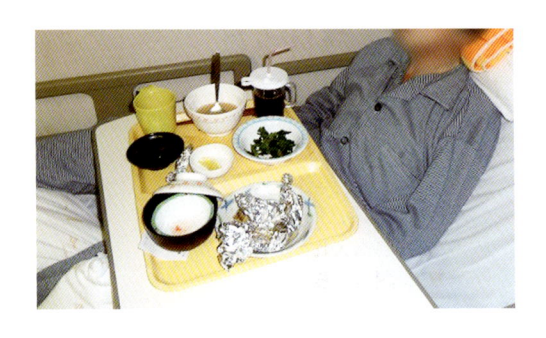

④ 看護師側の準備

〈良い例〉

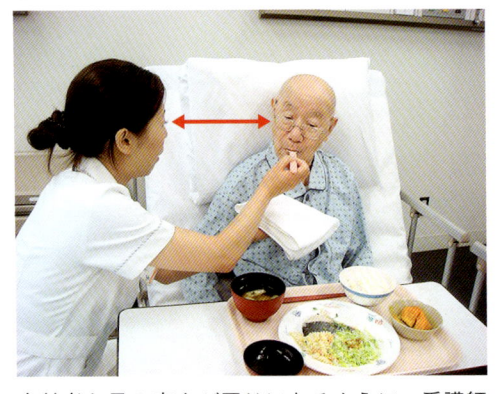

高齢者と目の高さが同じになるように，看護師も椅子に座り安定した姿勢をとる（椅子がなければ，ベッドの高さを調節する）．看護師が右利きの場合は，高齢者の右側（左利きの場合は左側）に座るのがよい．

〈不適切な例〉

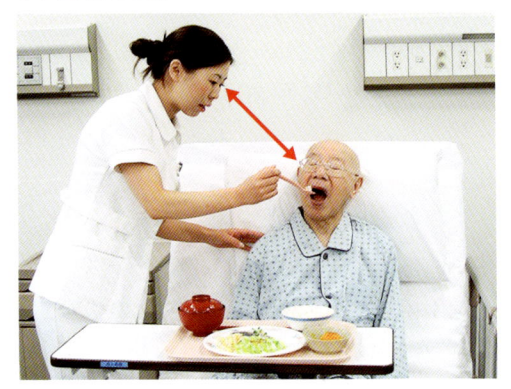

高齢者より高い位置に看護師が立つと，高齢者の首は伸展してしまい，誤嚥の危険性が高くなる．

5 食べる

❶自分で食べる動作ができない場合や，自力で食べることに危険が伴う場合などには援助が必要となる．看護師は高齢者と意思疎通を重ね，人の手を借りながらも自分で食べていると思えるような援助を行う．

スプーンは水平に入れる．1回の量が多すぎないように注意する．

〈良い例〉

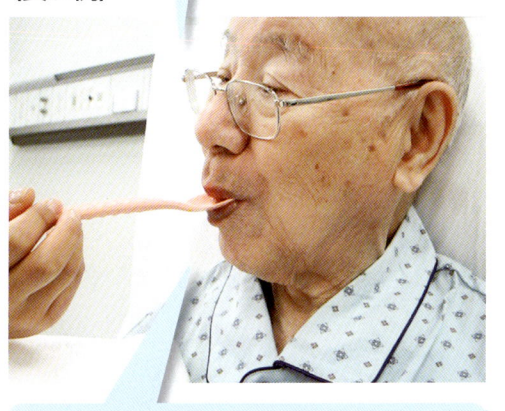

スプーンを口に入れ，しっかりと口唇を閉じてもらう．口を閉じたらスプーンを水平に引き抜く

〈不適切な例〉

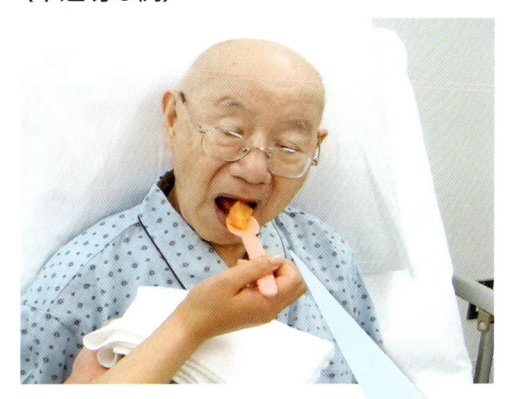

1回の量が多く，スプーンが水平になっていない．

❷嚥下したことを確認してから，次の一口を入れるようにする．口の中に食べ物が残っていないか，スプーンを口に入れる時に確認する．その際，高齢者を子ども扱いせず尊重する態度が大切である．食物が残っている時は，嚥下をしてもらってから，次の一口を入れる．

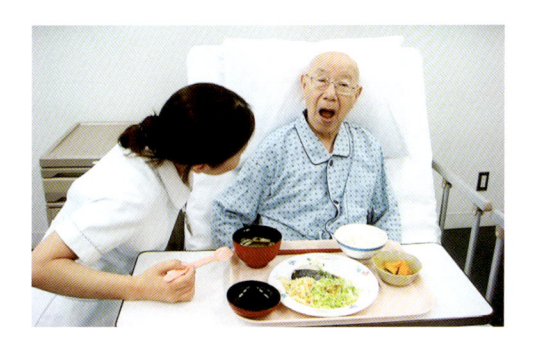

❸1回量は，3g程度（目安はティースプーン1杯程度）から開始し，嚥下の状態を確認する．

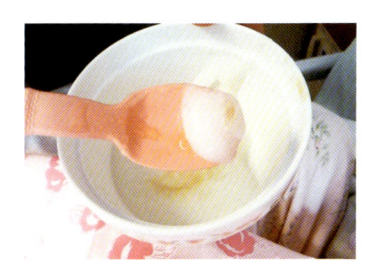

❹食事の途中で時々,「あ〜」と声を出してもらう.しっかり声が出せなかったり,ガラガラした声だったりした時は,食塊が咽頭に残留している可能性があるので注意する.

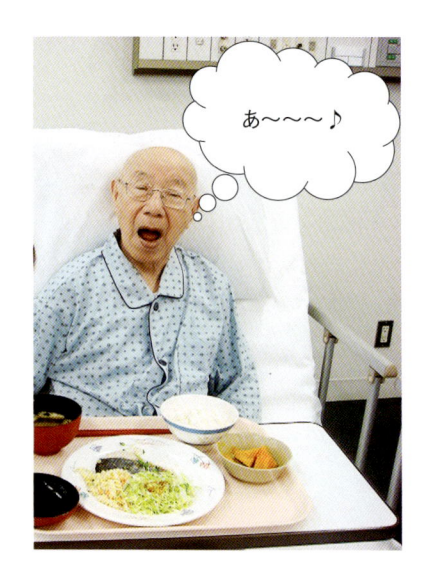

あ〜〜〜♪

●咽頭の残留物を除去する方法

❶咳払いをする

　咳をすることで,溜まっていた食塊が排出される.普段,私たちが咳をする時は,息を吸ってから「ごほん」と咳をする.しかし,食塊が咽頭に残留している場合に息を吸ってしまうと,残留物を気管のほうへ引き込んでしまう可能性がある.できるだけ息を吸わずに,まず「ごほん」と咳をしてもらう.

❷追加嚥下を促す

　もう一度嚥下反射を促すことで,残留している食塊を食道に流す方法である.「おまけのごっくん」という言葉があるように,すでに飲み込んでいると思っている場合でも,おまけにもう一度,飲み込みを意識づける.

> ### 水分を摂取する
>
> 　嚥下障害があり水分にトロミが必要な高齢者には,適切な量のトロミ調整食品を使用する.商品によって使用量・使用方法などが異なるので,詳細は個別のパンフレット,商品パッケージなどを確認してから使用する.トロミはつけすぎるとべたつきが強くなり,口や喉に張りつきやすく,かえって飲み込みにくくなるので注意する.コップや吸い飲みでは,1回量の調節が難しく,一気に咽頭へ流れ込むことでむせや誤嚥の原因となる.そこで,1回量を調節するためには,スプーンで水分摂取の援助を行う.

●なかなか口を開けてくれない高齢者の場合の援助方法

看護師は高齢者と意思疎通を重ね，援助を行うが，なかなか口を開けてくれない高齢者もいる．そのような時，人の手を借りながらも，高齢者自身が自分で食べていると思えるような援助を行うことで，スムーズに口を開けてくれることがある．高齢者の手にスプーンを握らせて，その手を介助者が持ち，一緒に口に運ぶ動作をする．スプーンが近づいてくると自然と開口することがある．

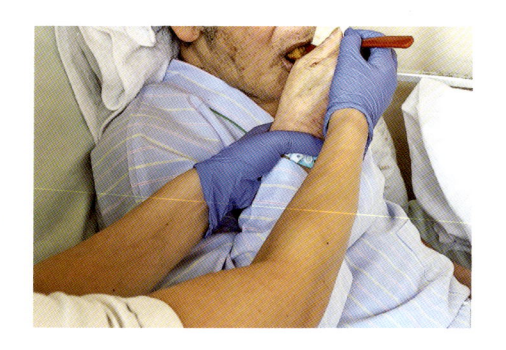

5 歯磨き・含嗽

食後の歯磨き・含嗽をする．嚥下障害がある場合には，含嗽の水を誤って飲んでしまいむせることや，口腔に残留している少量の水が咽頭に流れ込んでむせてしまうことがある．含嗽後の水を自分で吐き出すことが困難な場合は，吸引器を安全に使用して口腔内の水分をとることや，ガーゼなどで口腔内の水分を拭きとることも行う．

6 評価・報告・記録

嚥下障害がある高齢者の食事の時の姿勢については，ギャッチアップの角度を記録する必要がある．食事形態も詳細な記録が必要である．その姿勢，食事形態であれば，安全に食べることができるという指標のひとつにもなるので，大切な情報であり，次の食事援助の時の継続看護に役立つ．また，水分にトロミ調整剤は必要なのか，どのくらいつけたのか，むせの有無（どのような時にむせたのか具体的に），摂取量，摂取時間，高齢者の反応なども記録に残す．

ＣＯＬＵＭＮ　詳細なアセスメントにより経口摂取が可能となった事例

1. 認知症により低下した能力と維持できている能力のアセスメントによる食事援助

Ａさんはアルツハイマー型認知症で5年以上の療養生活である．食事介助の時にタイミングよく口を開けることができなくて，次第に食事摂取量が低下していた．認知症の末期の状態と判断されていたが，食事の時の様子を詳細に観察して，低下している能力と維持されている能力をアセスメントした．
・目で見て食事を認識する能力が低下している．
・食事が口元に運ばれてきた時にタイミングよく口を開ける協調運動能力も低下している

- 食物を咀嚼する能力のうち，しっかり噛み，細かくすることはできないが，口腔の奥のほうへ送り込むことはできる．
- 口の中に入った食物の味を認識する能力は維持している．
- 飲み込む力は維持している．
- 満腹感を感じる力も維持している．

食事内容の工夫：ペースト状の食形態にして，一つひとつの味をはっきりさせる．

食事方法の工夫：口を開けることができる時は，スプーンを使用する．うまく口を開けられない時は，懸濁ボトルを使用し，口の中にスプーン1杯分程度の量を入れる．

好みの把握：好みの味の場合は飲み込みが早く，好みではない場合は飲み込みが遅いことを手掛かりに，食事内容を考慮する（甘い物，味の濃い物は飲み込みが早い）．

満腹感の把握：空腹時は飲み込みが早く，満腹になってくるとため込みがみられるようになることを手掛かりに，食事の終了を決定する．

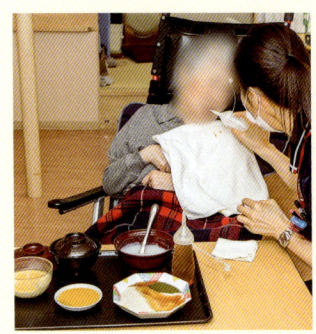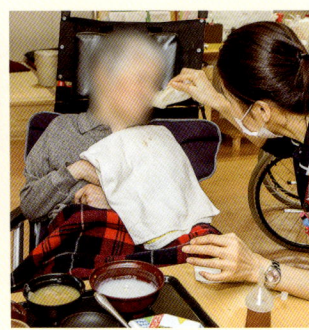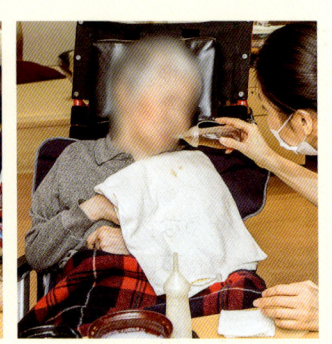

2. 難病による身体機能の制限・変動と本人の好みを尊重した食事援助

　Bさんは難病により言葉を話すことができないが，意思の疎通は可能である．何かを希望する時の唸り声およびさまざまな質問に対する左手の第1指と第2指でつくるOKサインが主なコミュニケーション手段である．首の筋肉が固く，左に傾きながらの後屈が強い．

　食事の時の体位は少し左側を向き，頸部が心持ち前屈になるように枕やバスタオルで調整して，45°のギャッチアップで食べることが可能である．

　口元が閉じられず舌の動きが悪い時は，30°ギャッチアップでペースト状の食事をティースプーン1杯程を舌の奥のほうに置くことで全体の2～3割（300 kcal）の摂

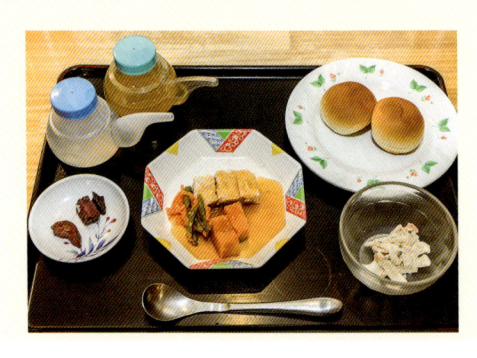

取である．近日中は口も閉じて噛むという動きがあり，舌の動きがよいため，Bさんの希望を取り入れ，あんパンと軟菜食（舌や歯茎で潰せる硬さで，食塊形成がしやすい食形態）とした．一口大の量を舌の中央に置くと，全体の8割程度（約900 kcal）摂取している．

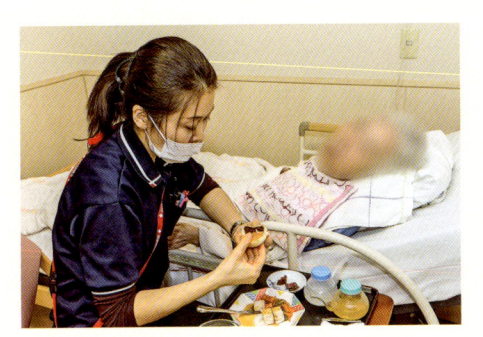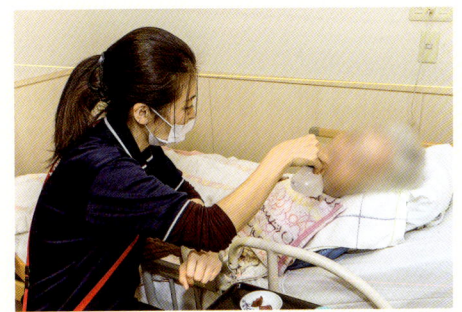

3．誤嚥性肺炎を起こさないで口から食べるためには

　Cさんは脳梗塞，両側麻痺がある．誤嚥性肺炎を繰り返し，医師から経口摂取を止められているが，食べることが大好きで，家族も食べさせてあげたいと希望している．

　Cさんは好き嫌いや食事への意向ははっきりしており，食べたくない時（物）の場合は首を横に振り，態度で示している．職員と家族で話し合い，試行錯誤を繰り返して以下のような食事の援助を実施している．

- ・基本の食事は粥ゼリー，ムース食，水分は強めのトロミ
- ・経口摂取前にはタッピング・吸引・口腔ケアを実施する
- ・車椅子は頸部を支えるためのヘッドレスト付きとする
- ・傾眠がちの時は，食事時間を遅らせ，しっかり覚醒している時に食事をとってもらう
- ・食事への意欲がない時は無理に食べさせない
- ・咳嗽に必要な背筋・腹筋の維持として，1日3〜4回，車椅子とベッド間の移動支援や座位時間の延長に努める

　このようなケア提供によって，Cさんは2年前の退院後，現在の施設に入居してから一度も誤嚥性肺炎を起こすことはない．日々の食事量は約700〜1,000 kcal で，自分のペースで，時折妻の持参する好みの物を楽しみながら穏やかな生活が継続できている．

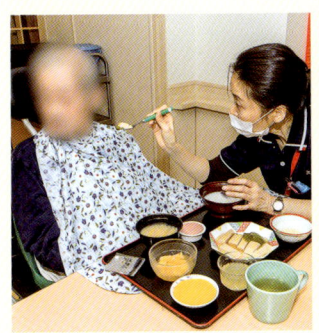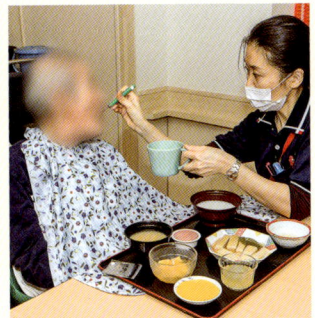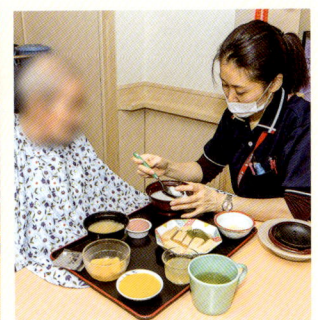

第4章

高齢者の口腔ケア

Ⅰ.看護援助の意義

口腔ケアを行うことは，口の中が湿って気持ちよい状態を維持することだけでなく，摂食・咀嚼・嚥下・構音・唾液分泌など口腔機能全体の向上を目指すものである．

高齢者は，加齢や薬物による影響，絶食，会話をしないなどの原因で唾液腺が減少し，口腔の自浄作用の低下と口腔内の乾燥がみられる．また，咬合面の咬耗や歯根部の摩耗，歯肉の退縮や歯根の露出，歯の欠損も増え虫歯になりやすく，加齢に伴う免疫力の低下も合わさって歯周病が増悪しやすい．さらに，疾患の影響で摂食嚥下障害になったり，さまざまな障害により高齢者本人による口腔内の清潔が維持しにくい状態になったりする場合もある．

上記のような特徴をもつ高齢者に対して口腔ケアを行うことは，口腔内乾燥や口臭の除去，味覚の改善による食欲改善につながるばかりでなく，誤嚥性肺炎などの気道感染の予防，口腔周囲筋の廃用予防，咀嚼による脳血流の改善，運動機能の改善，食事や会話を楽しむなど生活意欲の向上につながる．

高齢者の口腔ケアは，心身の健康を保ち，身だしなみを整え，「食べたい」という生きる意欲とも密接につながった，高齢者がよりよく生きていくための重要な看護援助のひとつである．

Ⅱ.気をつけたい状況

高齢者の口腔ケアにおいては，以下の3点を意識しながら取り組むことが大切である．

❶不快への配慮―口腔ケアの目的の説明と同意

口の中に自分以外の手が入ることは，かなり不快なことである．したがって，口腔ケア実施の前には，必ず高齢者本人や家族にケアの必要性について説明し，同意を得ることが必要である．

❷羞恥心への配慮

口腔ケアは高齢者の顔と看護師の顔が一番近い距離で実施するケアであり，また口の中は普段は他者に見せる場所ではない．そのため，たとえ看護師であっても口腔内を見せることを良しとする人は多くない．高齢者の羞恥心を気遣いながら，援助を行う場も考える必要がある．

❸細菌繁殖の場

　口腔ケアをしないままにしておくと，細菌が繁殖し口腔内の炎症につながり，口腔内の不快感を増強させていき，食欲の低下となる．口腔内の清潔を保つことは，人間らしく生活するための基本を支え，高齢者の尊厳を保つことにつながる．

Ⅲ.口腔ケアの準備

1）観察・アセスメント方法

●アセスメントのポイント

　口腔ケアを行う際に，高齢者の障害や状態を把握し，以下の3点に関してアセスメントする．

1）一般状態
　○現病歴，既往歴など
　　・治療内容（人工呼吸器の使用の有無）
　　・薬剤服用の有無とその種類
　　・認知症の有無と程度
　○バイタルサイン，意識レベル
　○身体機能
　　・麻痺の有無と程度
　　・食事の自立度：自立，部分介助，全介助
　　・口腔ケア（ブラッシング，義歯の着脱，含嗽など）の自立度：自立，部分介助，全介助
　○栄養摂取方法
　　・栄養状態
　　・経口摂取：食事の形態
　　・経管栄養法：経鼻胃管栄養法，胃瘻栄養法など
　　・静脈栄養法：中心静脈栄養法，末梢静脈栄養法
2）口腔の状態や摂食に関連する状態（口腔ケア時の観察項目）
　○残在歯の有無（ある場合，歯・歯根のう蝕や欠損の有無・程度）
　○舌苔の有無（ある場合，量・性状・部位）

○乾燥の有無（ある場合, 部位・程度・出血の有無）

○食物残渣の有無（ある場合, 部位・量・食物形態や嚥下機能の程度）

○口臭の有無

○口角炎の有無（ある場合, 出血の有無）

○義歯の有無（ある場合, 適合しているか・問題の有無／ない場合, なしの状況での摂食の有無）

○歯肉出血の有無（ある場合, 腫脹の有無・色調）

○虫歯の有無

○舌：舌の動き, 疾患の有無, 疼痛・出血の有無と程度

○口唇：色, 乾燥状態, 腫脹や炎症, 潰瘍の有無, 疼痛・出血の有無と程度

○唾液分泌：有無と程度

○摂食嚥下機能：障害の有無と部位・程度

○味覚障害の有無と程度

○開閉口障害の有無と程度

3) 口腔ケアに対する意識, 習慣

○高齢者の口腔ケアに対する意識

○高齢者の口腔ケアの知識

○高齢者が行っている口腔ケアの方法, 回数などの口腔ケア習慣

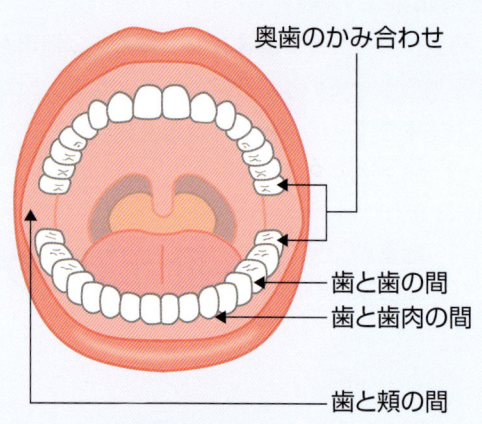

奥歯のかみ合わせ

歯と歯の間
歯と歯肉の間

歯と頬の間

食物残渣の残りやすいところ

2）口腔ケア物品の選択

口腔のアセスメントにより，状況別で口腔ケア物品を選択する.

1）残歯がある場合

痛みがある・出血：やわらかめの歯ブラシ，歯間ブラシ

開口が小さい：歯ブラシのヘッドが小さいもの，ワンタフトブラシ

乾燥ぎみ：やわからめの歯ブラシ，スポンジブラシ，綿棒，保湿剤

2）残歯がない場合

痛みがある：やわらかめの歯ブラシ，くるリーナブラシ®，モアブラシ®

痰・唾液が多い：吸引器・ガーゼ，吸引くるリーナブラシ®

3）部位別物品

舌：舌ブラシ

歯間：デンタルフロス，歯間ブラシ

4）汚れが付着している場合や乾燥している場合

洗口剤

5）呼吸状態が安定していない場合

パルスオキシメーター

6）開口困難な場合（開口した状態を保持する物品）

バイドブロック，ゆびガード，開口器

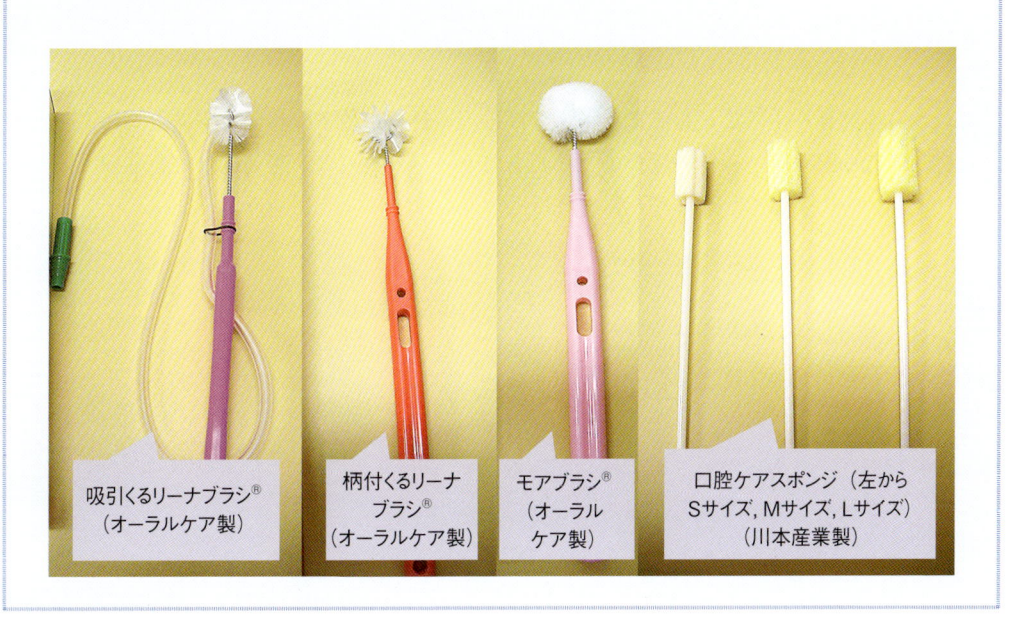

吸引くるリーナブラシ®（オーラルケア製）

柄付くるリーナブラシ®（オーラルケア製）

モアブラシ®（オーラルケア製）

口腔ケアスポンジ（左からSサイズ，Mサイズ，Lサイズ）（川本産業製）

Ⅳ.自分で口腔ケアが可能な人への援助

自分で口腔ケアが可能な場合は，行いやすいように環境を整える．

● 必要物品

- ・歯ブラシ
- ・歯磨き用のコップ
- ・タオル（おしぼり）

（必要時）
- ・ガーグルベースン
- ・歯間ブラシ
- ・ワンタフトブラシ
- ・歯磨き剤

看護援助のプロセス

1 口腔ケアの説明と環境の準備

これから歯磨きをすることを伝え，了承を得る．歩行や車椅子で移動が可能な人は，洗面台に移動して行う．移動できない場合は，その場でガーグルベースンを使用して行うが，同じ場所にいる高齢者の食事が終わってから行う．

2 歯ブラシを手渡し，磨くことを促す

❶歯磨き剤は使用しなくてもよいが，使用する場合は少量にする．

❷ある程度磨いてもらったら，磨き残しがあるかどうかを観察し，磨き残しがあるようなら伝えるか，看護師が介助して行う．

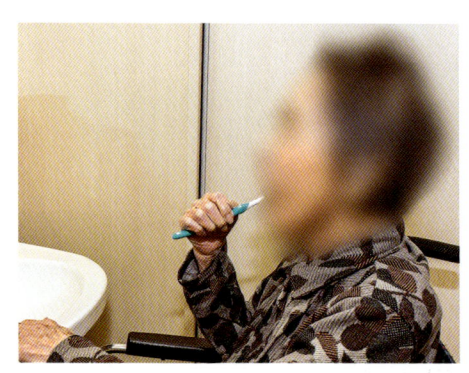

歯磨きしている場面

❸ 含嗽をしてもらう

ブクブクうがいを行ってもらう．水を洗面台にうまく吐き出せない場合は，ガーグルベースンを使用する．

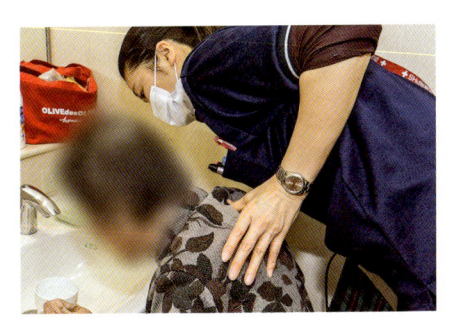

含嗽している場面

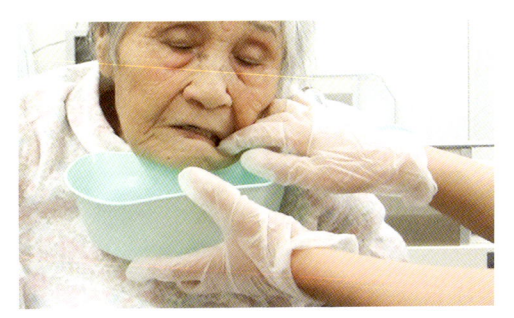

ガーグルベースンを使用している場面

❹ 口腔内の確認をする

口腔内に食物残渣や痰などが残っていないか，開口してもらい看護師が確認する．

❺ 口の周囲をタオルできれいに拭く

タオルを渡し，自分で拭いてもらう．顎の下など見えにくいところに水分や汚れを残さないようにする．

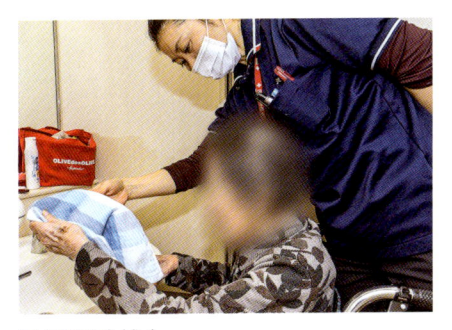

口の周囲を拭く

❻ 口腔ケアが終わったことを説明する

口腔内で気になるところがないかを確認する．

❼ 後片付け，評価・報告，記録

使用物品は，水で洗浄してから後所定の場所に片付け，十分に乾燥させる．

高齢者の口腔内の状態に加え一連の口腔ケア動作が安定して行われていたか（口腔ケアの必要性の判断や道具の使用方法の理解，道具の操作や洗面所までの移動の困難はないか，口腔ケアを行う環境は適切か）をアセスメントし，支援が必要な内容を明らかにして報告，記録する．

Ⅴ.介助を必要とする人への援助

　高齢者の全身状態や残存機能レベル, 残存歯数, 口腔内の炎症の状態により, 使用する物品, 方法を選択する.

【自分の歯がある人の場合】

●必要物品

- ・歯ブラシ
- ・コップまたは吸い飲み
- ・ガーグルベースン
- ・タオル（おしぼり）
- ・ディスポーザブル手袋

（必要時）
- ・歯間ブラシ
- ・ワンタフトブラシ
- ・口腔ケア用ウエットティッシュ
- ・歯磨き剤
- ・洗口液（口内洗浄剤）
- ・吸引カテーテル付き歯ブラシ
- ・吸引器
- ・スポンジブラシ

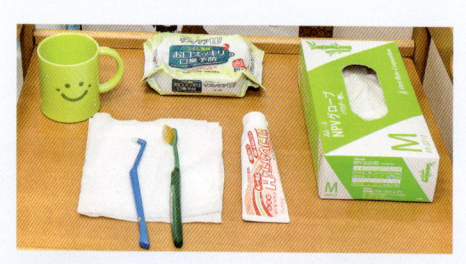

必要物品の一例

看護援助のプロセス

1 口腔ケアの説明と環境の準備

❶これから歯磨きをすることを伝え, 了承を得る.
❷体位を整え, タオルを胸元にかける. 高齢者の状態により, 座位, 側臥位（健側を下）, ファーラー位などをとらせる.
❸必要物品を近くに配置する.
❹手洗いをして, ディスポーザブル手袋を着用する.

2 含嗽，洗口をする

　自力で含嗽ができ，嚥下に問題がない場合は，水または洗口剤で含嗽を行う．自力でできない場合や口腔期，咽頭期の嚥下障害がある場合は，口腔ケア用ウエットティッシュかスポンジブラシなどで口腔内を拭く．

3 歯ブラシを使用して磨く

Point ▶▶

<歯磨きのポイント>
・歯ブラシはペンの持ち方で持つ．
・高齢者は，歯が脆く粘膜が弱いので，力を入れすぎず，ゴシゴシ強くこすりすぎないようにする．
・上（下）顎の奥→前に移動．頬側面→咬合面→舌側面の順で行う．
・片麻痺がある場合，麻痺側に汚れが溜まりやすいので注意する．

◀◀

❶歯磨き剤を使用する場合は少量を歯ブラシにつけ，歯ブラシを小刻みに動かすスクラビング法などを使用して磨いていく．

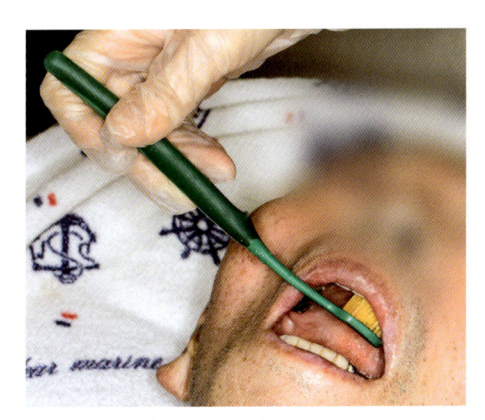
上側の歯のブラッシング

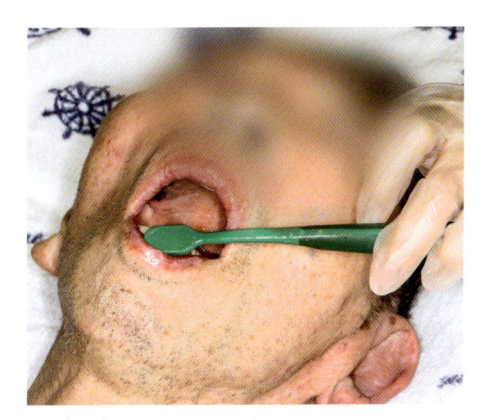
下側の歯のブラッシング

スクラビング法

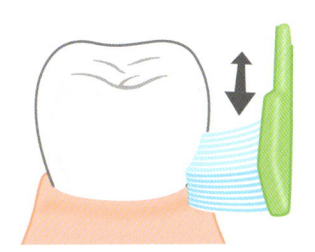

歯の側面に垂直に歯ブラシを当て，小刻みに振動させて，歯と歯肉の汚れをとる．

ローリング法

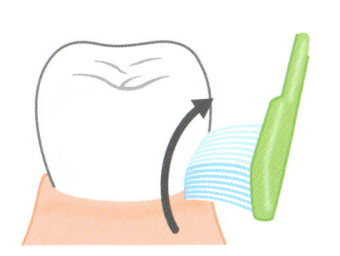

歯ブラシの毛の側面を歯肉に当てて，咬合面に向かって回転させ，汚れを落とす．

バス法

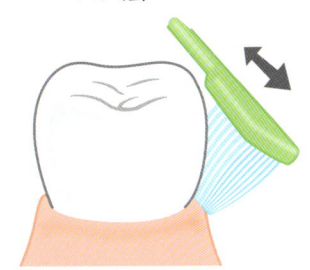

45°の角度で歯と歯肉の境目に歯ブラシを差し入れ，細かい汚れを落とす．

❷ブラッシング中，唾液が溜まってきたら出してもらうか，吸引する．

❸ワンタフトブラシで歯頸部（歯と歯肉の境界部），歯間ブラシやデンタルフロスで歯間部（歯と歯の間）の汚れを取り除く．

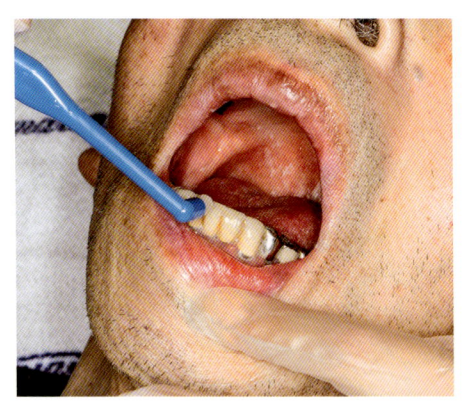

ワンタフトブラシの使用例

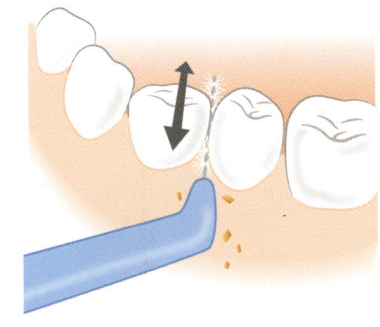

歯間ブラシの使用例
前歯：ゆっくり入れて前後に数回動かす
奥歯：ゆっくり入れて左右に数回動かす

❹ブラッシング終了後，自力で含嗽できる人は，口の中をよくすいでもらう．含嗽・洗口ができない場合は，口腔ケア用ウエットティッシュかスポンジブラシで汚れを拭い取る．

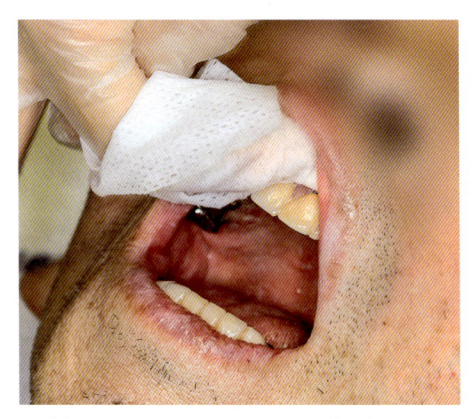

口腔ケア用ウエットティッシュの使用例

VI.義歯を使用している人への援助

●看護援助のポイント

1) 義歯の取り扱いは，紛失や落として破損しないように注意する．また，傷つけるおそれがあるため，歯磨き剤や熱湯は使用しない．

2) 義歯の持ち方は，変形や破損防止のために全部床義歯の場合は，次ページの図のように持ち，手のひらに包み込む持ち方はしない．部分床義歯は，クラスプ（金属性の留め金）は変形

しやすいため持たない.

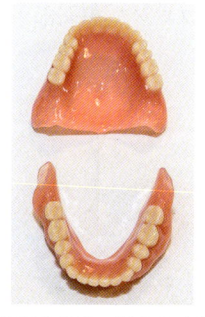
全部床義歯（総入れ歯）

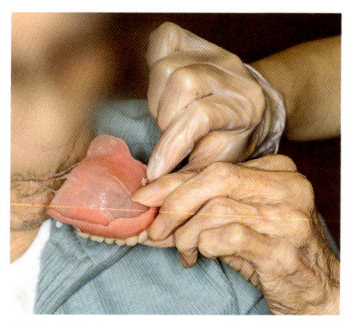
全部床義歯の持ち方

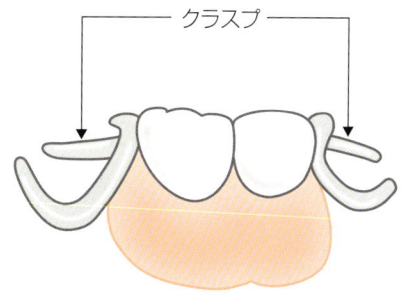
クラスプ
部分床義歯

●アセスメントのポイント

1）義歯装着時の違和感
2）義歯の破損や変形の有無
3）義歯装着部の歯肉やその周囲の口腔粘膜の状態

●必要物品

- ・ディスポーザブル手袋
- ・普通の歯ブラシか義歯用ブラシ
- ・コップか吸い飲み
- ・ガーグルベースン
- ・タオルかおしぼり

（必要時）
- ・義歯保管用ケース
- ・口腔ケア用ウエットティッシュまたは
　スポンジブラシ
- ・洗口剤
- ・義歯洗浄剤

看護援助のプロセス

1 口腔ケアの説明と環境の準備

　口腔ケアを始めることを伝え，了承を得る．歩行や車椅子で移動が可能な人は，洗面台に移動して行う．移動できない場合は，その場でガーグルベースンを使用して行うが，同じ場所にいる高齢者の食事が終わってから行う．

介助前に手を洗い，ディスポーザブル手袋を着用する．

2 義歯を取り外し，含嗽か口腔清拭を行う

　自分で義歯を取り外すことができれば，自分で行ってもらう．介助が必要な場合は，口に手を入れることを断った後に外す．義歯を外したら，洗口やブラッシングまたは口腔清拭で粘膜の汚れをとる．

【全部床義歯（総義歯）の外し方】

　下顎→上顎の順に行う．上顎の義歯のほうが大きいので，下顎の義歯を外し，空間が広くなったところで上顎の義歯を外す．また，義歯の前方をしっかりつかみ，後方を下げて外し，口角を指で引っ張りながら，義歯を斜めに回転させて口外へ取り出す．

【部分床義歯の外し方】

　クラスプに示指，または母指の爪をかけて，外す方向に引っ張る．

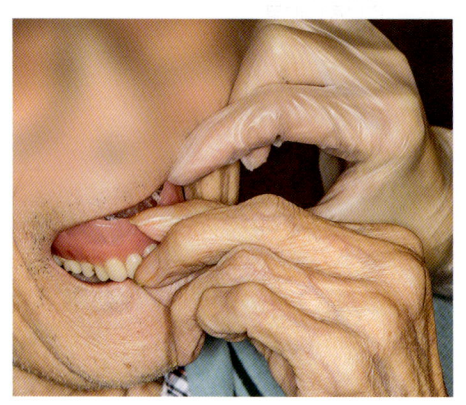

上顎義歯の取り外し

3 口腔内を観察する

　口腔粘膜の発赤および出血の有無を観察する．

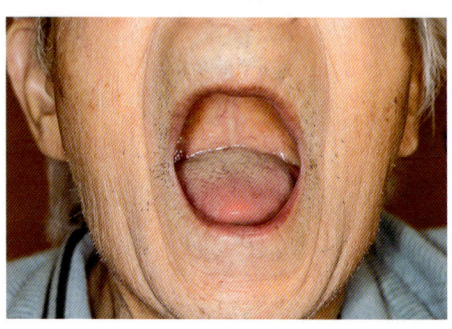

口腔内の観察場面

4 歯ブラシか義歯ブラシを使用し，流水で義歯を洗浄する

　歯磨き剤を義歯に使用すると，義歯表面を傷つけ，微生物の温床となりやすいので使用しない．義歯は洗面台に落とすと割れやすいので，ガーグルベースンに入れて洗うとよい．洗浄後，汚れが内側のくぼみなどに残っていないかを確認する．

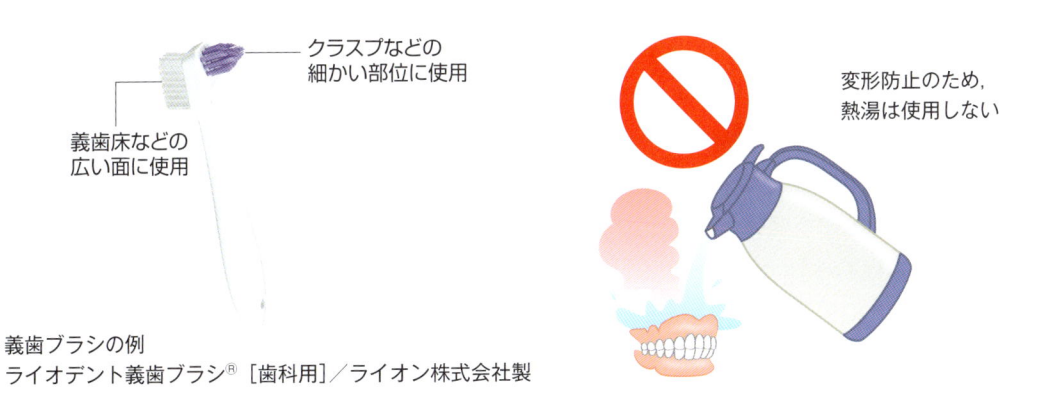

クラスプなどの
細かい部位に使用

義歯床などの
広い面に使用

変形防止のため，
熱湯は使用しない

義歯ブラシの例
ライオデント義歯ブラシ®［歯科用］／ライオン株式会社製

5 義歯を装着する．または，義歯専用ケースに水を入れて保管する

1）装着する場合

　義歯を装着する前に必ず説明し，了承を得る．自分で行えれば，自分で行ってもらう．
　全部床義歯装着は上顎→下顎の順に行う．

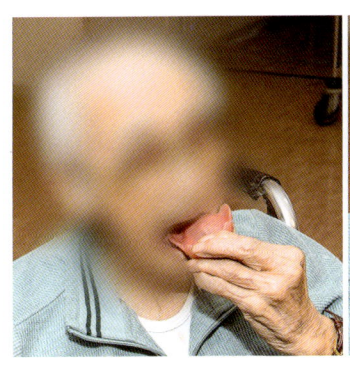
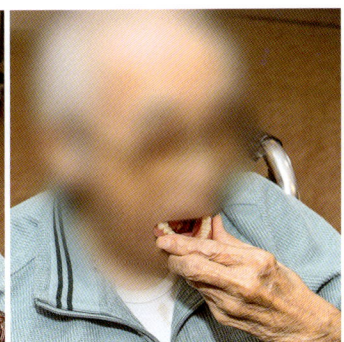
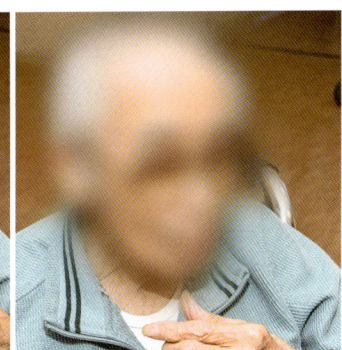

自力による上顎義歯の装着　　　自力による下顎義歯の装着　　　上下の義歯を装着した場面

【上顎全部床義歯装着を介助する場合】

口角を指で引っ張りながら，義歯を横から半分ほど入れて，斜めに回転させながら上顎に入れる．最後に上顎を軽く押して密着させる．

【下顎全部床義歯装着を介助する場合】

上顎と同じように，口角を少し引っ張りながら，横から斜めに回転させながら入れる．奥歯を軽く押して密着させる．

上下の義歯を装着したら，フィットしているかを聞いて確かめる．

【部分床義歯装着を介助する場合】

クラスプがかかっていた歯に沿わせながら義歯を指で静かに押して，安定するところまで左右均等に入れていく．

2）保管する場合

義歯は乾燥に弱く，破損や変形につながってしまうため，義歯を外している時は必ず水の中に保管する．紛失しないように，いつも保管する場所を決めておくとよい．

また，義歯に付着してしまう歯垢を除去するために，週1〜2回は義歯洗浄剤に浸して洗浄する．

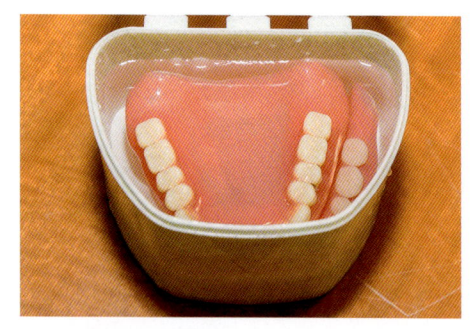

水中に保管された義歯

6 後片付け，評価・報告，記録

ディスポーザブル手袋を外し，手洗いする．

義歯の状態（汚れや歯垢の有無，破損はないか），口腔粘膜の炎症の有無，着脱において口角や歯肉を傷つけていないかを観察・アセスメントし，報告・記録する．

C O L U M N　　口腔ケアをいやがる高齢者

1）認知症や失語症がある場合

　言葉で説明しても意味がわからずに口を開けない場合がある．また，「何か痛いこと
をされるかも」と以前に口腔ケアを行った時の不快や苦痛を覚えていて拒否につながる
こともある．その場合，「物品を見せる」「ジェスチャーで伝える」「歯ブラシを手に持
たせる」など，ケア前の導入に時間をとるようにする．以前から高齢者自身が使用して
いた物品を見せたり，洗面所などに移動したり，他人が歯みがきしているところを見せ
たりして，口腔ケアをするムードをつくる．一度で全部行わずに何度かに分けて行って
もよい．チーム間では，「自分から口を開ける瞬間やポイント」の情報を共有していく
ことが重要である．

2）意識レベルが低く，咬反射がある場合の開口障害

　両側性の皮質延髄路損傷の結果起こる咬反射のために，物が口に触れると噛みこんで
しまうという開口障害がある．この場合は，Kポイント刺激法による開口反射誘発が有
効である．臼歯後三角の最後部内側（Kポイント）を指先やスプーンの先端などで刺激
する．

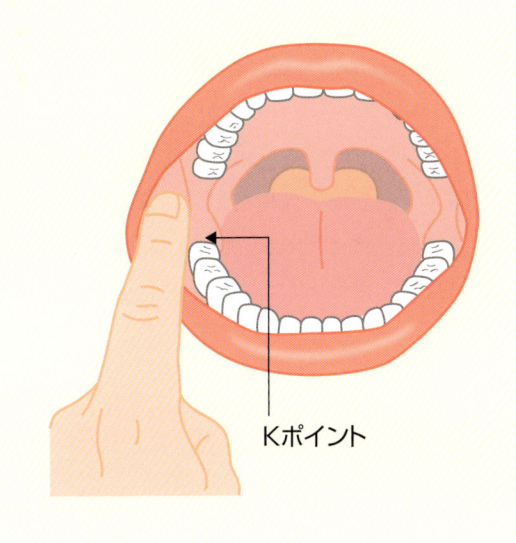

Kポイント

高齢者の快適な
衣生活の看護

Ⅰ.看護援助の意義

　高齢者にとって，老化による体型の変化や身体・生理機能の衰えを配慮した衣服を選び，快適な衣生活を整えることの意義は大きい．なかでも，病院や福祉施設で療養生活を送る高齢者の衣服の選択は，運動機能，認知機能，皮膚の状態，衣服の嗜好，疾患・症状，治療，検査などをふまえる必要がある．また，臥床の頻度が増加することや，寝たきりの状態にある高齢者にとって衣服の選択や更衣は，看護を提供される高齢者ならびに看護を提供する看護師のいずれにとっても有益であることが望まれる．

　看護師は，高齢者の心身の特徴に合わせて衣服を選択し，高齢者のもつ能力を活かしながら，その時々の状況を見極めて，更衣の手順を組み立て，安全かつ安楽を保障した技術を提供しなければならない．その理由は，高齢者にとって，適切な衣服が選択され，快適な更衣が行われることが，生命活動の安定，スキントラブルや感染の予防，精神状態の安定，入院や入所生活における社会性の安定，権利擁護・意思決定支援などとも深く結びついているからである．

　高齢者を看護する実際の現場では，基本的な更衣に関する看護技術の原理・原則をふまえ，創造的・発展的な個別性の高い技術を編み出し，実践を通して評価し，さらなる高い技術を提供する取り組みが日々なされている．

Ⅱ.気をつけたい状況

❶高齢者の体型にフィットしていない

　例えば，「ゆとりがありすぎる」「袖や裾が短すぎる」など．

❷高齢者の脆弱な皮膚を刺激する

　例えば，「衣服のゴムや紐などで皮膚が圧迫されたり，こすれたりして，圧痕や内出血が生じる」「不適切な衣服素材によるスキントラブル」など．

❸衣服気候が考慮されていない

　例えば，「肌着なしで直に寝衣を身につけている」「肌着（シャツ）の裾が上衣の裾からすべて出されている」など．

❹性差に対する配慮に欠けている

例えば，「その男性高齢者の嗜好に合わない暖色系水玉柄の寝衣」「その女性高齢者の嗜好に合わない寒色系ストライプ柄の寝衣」など.

❺限られた更衣

例えば，「食べこぼしの汚れの放置」「終日着用の衣服（起床・就寝時の更衣なし）」など.

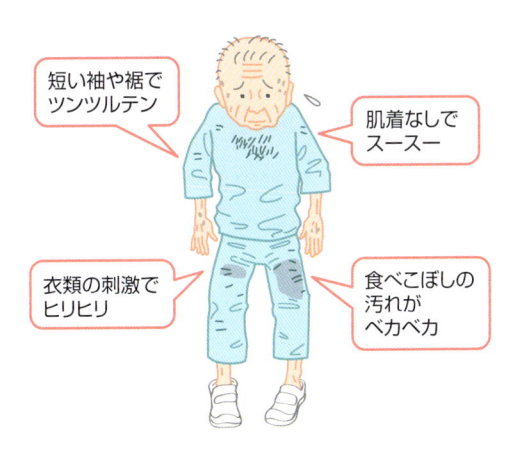

短い袖や裾でツンツルテン

肌着なしでスースー

衣類の刺激でヒリヒリ

食べこぼしの汚れがベカベカ

Ⅲ.看護援助

高齢者の衣服・更衣にかかわる看護援助は，以下の4つの特性に考慮して取り組む.

❶生活をとらえた適切な衣服・更衣を保障する

1日24時間という生活リズムのなかで，更衣は，ある一時点だけでなく連続性のある生活を視野に入れて行われる必要がある.

❷老化・疾患による身体・生理機能の低下をふまえる

老化により，手指の巧緻性・視覚機能・下肢筋力の低下，円背，失禁などが生じやすい. 疾患に伴って，しびれ，麻痺，浮腫，疼痛，認知機能障害などがみられるほか，胃瘻や人工肛門を造設している高齢者もいる. これらをふまえ，安全で，更衣しやすい，着心地のよい衣服を選択する. 更衣においては，個々の高齢者の，その時々の身体・生理機能の状況をアセスメントし，高齢者の能力を活かして，短時間にスムーズに行う方法を見出す. また，衣服による圧迫や摩擦がもたらす発赤，内出血，びらんなどを起こさないように留意する.

❸家族のかかわりをふまえる

家族介護のひとつとして，家族が衣服の選択や更衣に参画できることを保障する. 家族が高齢者の意思や苦痛（例えば，高齢者の好みや希望，不快さなど）を躊躇せずに代弁できるよう

にする．また，家族が用意した衣服を大切に取り扱う．

❹人生の晩年期における尊厳ある生活を構築する

　社会生活を送る一員として，心理的に快適であることを保障する．高齢者が人々と接する際にふさわしい身支度を整えることやおしゃれを楽しめるよう配慮する．

Ⅳ.ベッド上での更衣
臥位／高齢者のからだや思考に寄り添った看護援助

●看護援助のポイント

　ベッド上で更衣を行う場合のポイントは，以下の6つがあげられる．

1) 高齢者の心理・精神的ならびに身体的負担が最小限に抑えられる効率のよい最短時間の手順を組み立てる．
2) 難聴や視力障害，認知機能の低下を伴う高齢者には，安心感を与える声かけと動作を工夫する．
3) 高齢者がもつ身体機能や能力が活用できるように，高齢者自身で行える（または協力できる）内容をその時々の状況に応じて伝える．
4) 看護師の手や着脱する衣服によって高齢者の皮膚に過度な圧迫や摩擦を加えない．
5) 肩関節や股関節は脱臼や骨折を起こしやすいことから，拘縮の程度や関節可動域を考慮し，高齢者の四肢に過度な力を加えない．
6) 四肢に拘縮・変形，創傷，疼痛がある場合，原則として脱健着患*で更衣する．

●アセスメントのポイント

　ベッド上で更衣を行う場合の主なアセスメント項目には，以下の4つがあげられる．

1) 状態の把握（全身状態，身体の活動性・可動性〔手指，四肢，関節，脊柱〕，皮膚の状態，創傷の有無・程度，疼痛の有無・程度，認知機能，安静度など）
2) 治療・検査の内容（点滴，経管栄養・胃瘻，膀胱内留置カテーテルなど）
3) 環境の把握（室温・湿度，室内気流，カーテンやドアなどによるプライバシーの保護，更衣を行うスペース，更衣を行う周囲の状況と安全性〔同室者，ベッド，床頭台，オーバーテーブル〕など）
4) 衣服や更衣に関する欲求や要望

---

*脱健着患：上肢や下肢に健側と患側がある場合，「脱衣の際には健側から脱ぎ始め，着衣の際には患側から着る」ことを意味する造語．

● 衣服の選択

ベッド上で更衣を行う場合の高齢者の衣服の選択の視点には，以下の5つがあげられる．

1) 種別（①上衣／上着，②下衣／ズボン，③肌着／シャツ，パンツ，股引またはズボン下，④靴下など）
2) 型（タイプ）／前開き，かぶり（U字の深めの襟口など），二部式，ワンピースなど
3) サイズ
4) 色・柄
5) 素材

● 必要物品

ベッド上で更衣を行う場合の主な必要物品は，以下のとおりである．

・寝衣（身体機能，活動性，嗜好の状況などに応じて，和風または洋風の二部式，和風のワンピースなど：図1参照）
・肌着（シャツ，パンツ，股引），必要に応じておむつ
・必要に応じて靴下やレッグウォーマー

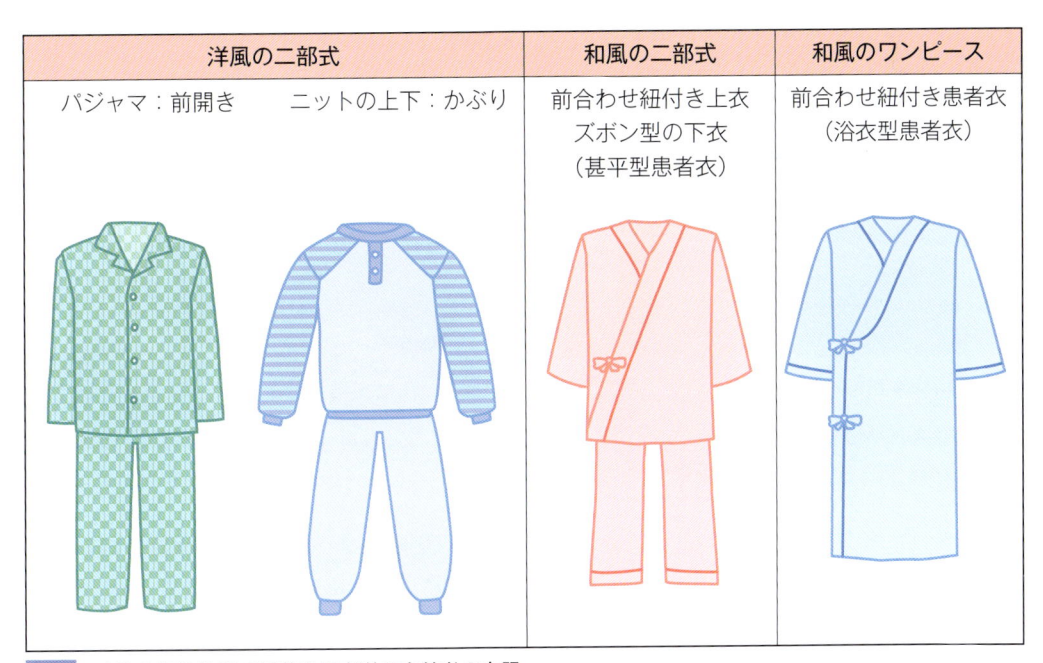

洋風の二部式		和風の二部式	和風のワンピース
パジャマ：前開き	ニットの上下：かぶり	前合わせ紐付き上衣 ズボン型の下衣 （甚平型患者衣）	前合わせ紐付き患者衣 （浴衣型患者衣）

図1 病院や福祉施設で療養生活を送る高齢者の衣服

看護援助のプロセス

1 事前確認（高齢者との共有と合意）

高齢者が更衣することを気持ちよく受け入れられるタイミングをとらえる．高齢者が更衣を行うことを認識し，自己の意思のもとに，更衣することを看護師とともに確認できる．更衣することを高齢者に強要しない．

2 物品の準備・点検

老化，疾患・症状をふまえて，高齢者の身体状況，生活スタイル，日常生活動作などを把握したうえで，衣服やおむつを選択する．なお，おむつの種類と選択の要件は，第6章（p.88）を参照．

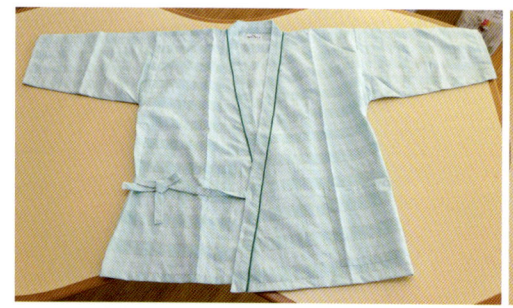
前合わせ紐付き上衣

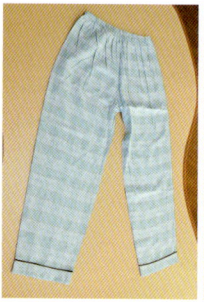
ズボン型の下衣

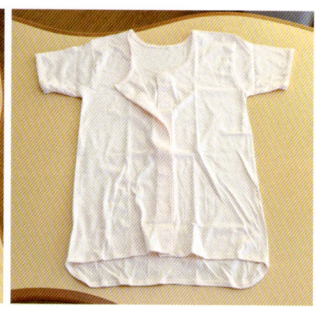
肌着（半袖のシャツ）

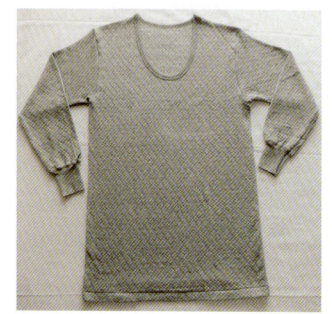
肌着（長袖のシャツ）

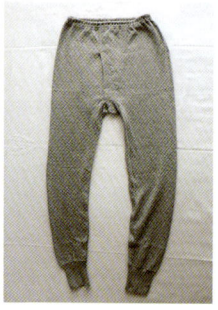
股引（ズボン下）

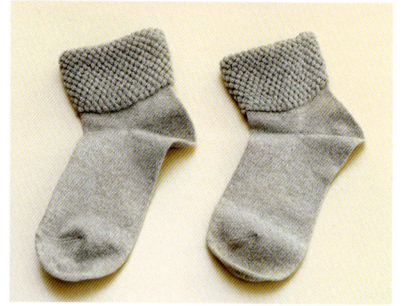
靴下

3 環境および更衣を行う場所を整える

更衣時は，室温・湿度，室内気流の確認，周囲の整理整頓，プライバシーの保護を図る．高齢者は，身体の保温機能が低下しているため，室温は25℃以下にならないよう調整する．また，認知症高齢者に対しては，寒気，羞恥心などによって不快な気分や不安が増大し，更衣を中止・中断する事態に発展しないよう細心の環境調整を図る．

4 脱衣・着衣（靴下の着脱を含む）

❶高齢者に更衣することが理解できるよう声かけを行い，同意を得る．

❷ベッドを水平にする．

❸上衣とシャツを脱ぐ．前合わせの上衣と前開きのシャツを着ている場合は，襟を開けて（①），袖を脱ぐ側の襟の部分が多めになるように肩の周辺に寄せる（②）.

❹肩関節から上腕にかけて支持しながら上衣とシャツを重ねて袖を脱ぐ（③）.

❺高齢者の身体を手前に傾けて，肘関節を支持しながら袖を脱ぐ（④）.

❻袖から手先をゆっくり外す（⑤）.

❼反対側の上衣とシャツを脱ぐ．袖を脱ぐ側の襟の部分が多めになるように肩の周辺に寄せてから，肩を覆う上衣とシャツを外す（⑥）.

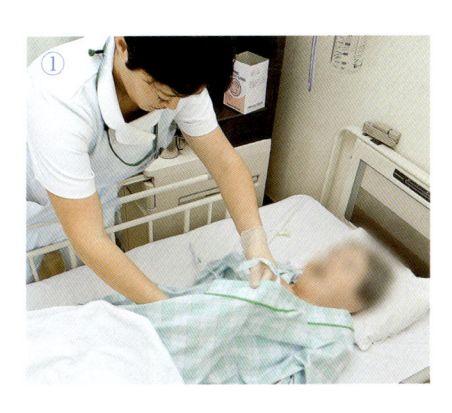
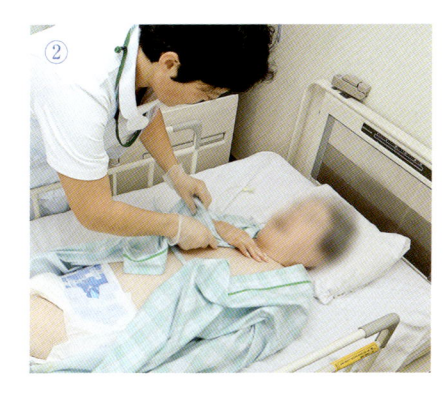

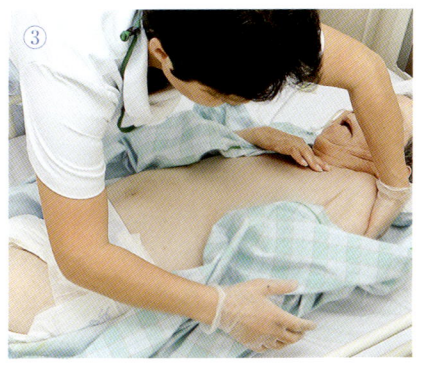
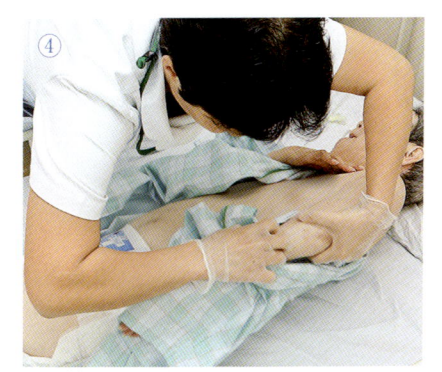

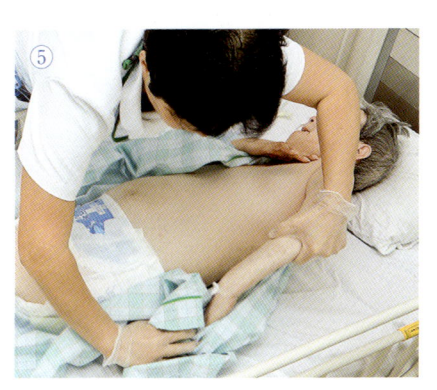
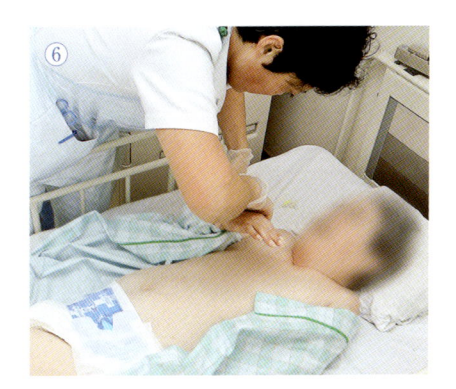

第5章
高齢者の快適な衣生活の看護

❽仰臥位のまま，肘関節を支持しながら，前腕を袖から外す（⑦）．
❾袖から手先をゆっくり外す（⑧）．
❿清拭を実施する．

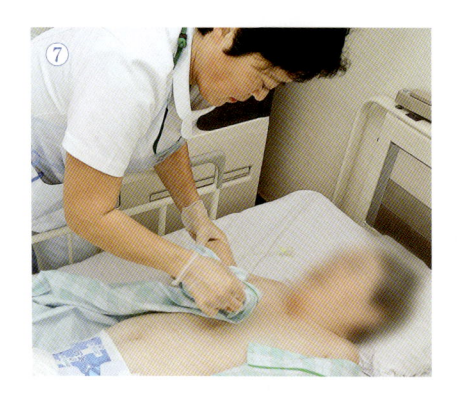
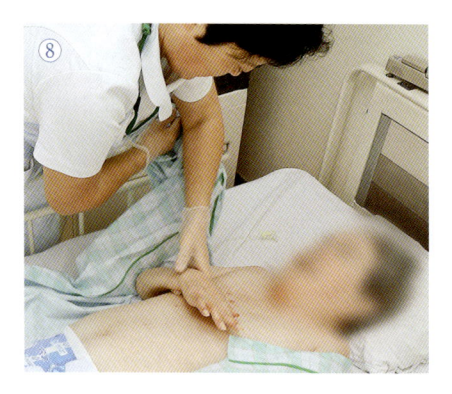

⓫新しいシャツと上衣を着る．シャツと上衣は1回で着衣できるように重ねる．シャツと上衣の袖を手繰り寄せて看護師の腕に通し，高齢者の指先から手背を看護師の手掌で覆うように把持してから通す．（⑨，**イラスト1**）．

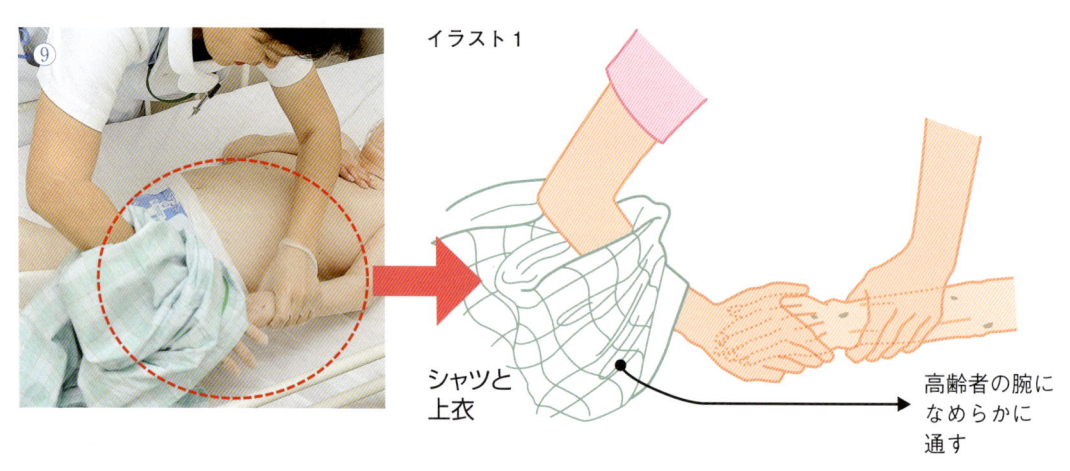

イラスト1

シャツと上衣

高齢者の腕になめらかに通す

⓬反対側の袖も，シャツと上衣を重ねて手繰り寄せてから高齢者の腕に通す（⑩）．
⓭手先を通す．肘頭部は過度な圧迫や摩擦が生じないように留意して通す（⑪）．

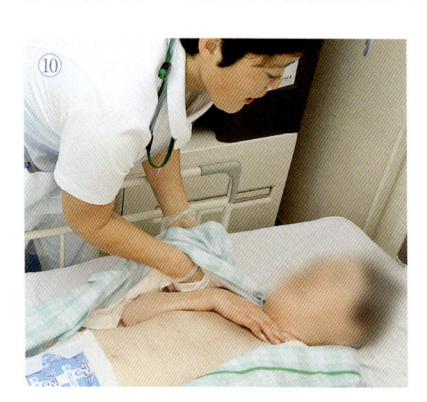
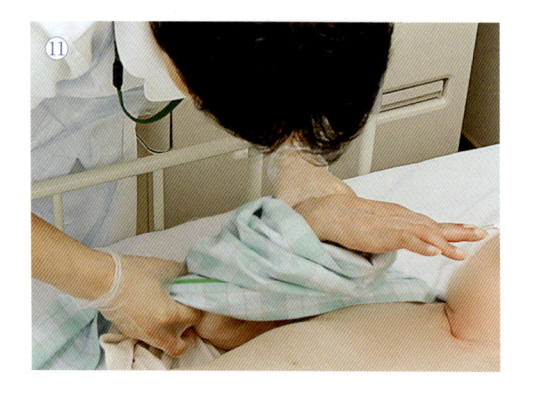

⑭シャツと上衣にねじれやずれが生じていないことを確認する．衣服の袖付け部分と高齢者の肩峰を一致させる．また，シャツや上衣の脇の縫い目を高齢者の腋窩線に一致させる．シャツのボタンを襟元から留める（⑫）．上衣の紐を結ぶ．

⑮ズボンをはいている場合は，ズボンを脱ぐ．

⑯おむつを交換する．

⑰下半身の清拭を実施する．

⑱新しいズボンをはく．爪先を通す際には，脆い爪が剥離しないよう慎重に行う．ズボンを手繰り寄せて看護師の腕に通し，高齢者の爪先から足背を看護師の手掌で覆うように把持してから通す（**イラスト2**）．

⑲ズボンにねじれやずれが生じないように，前面はズボンの正中に位置する縫い目と臍部，後面は脊柱の位置を一致させる．さらに，ズボンの脇の縫い目を腋窩線に一致させる．

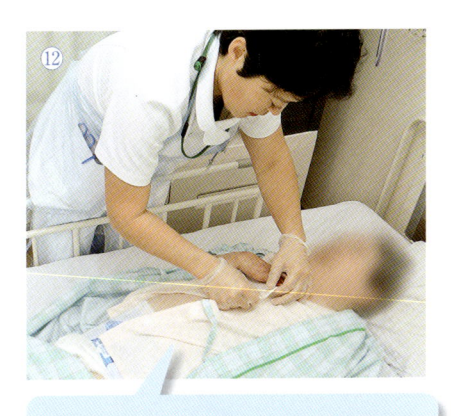

シャツのボタンが無理なく正中に位置する．この時シャツの袖付け部分と肩峰，シャツの脇の縫い目と腋窩線は一致している

イラスト2

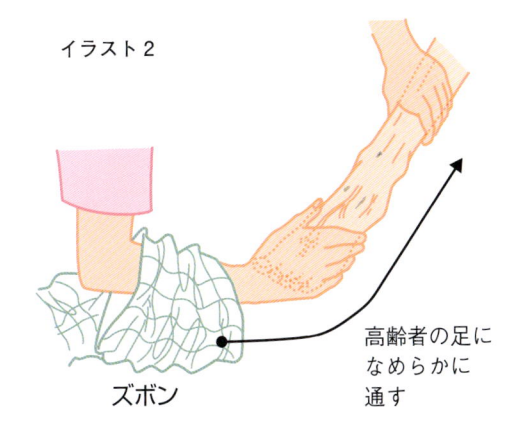

ズボン

高齢者の足になめらかに通す

ワンポイントアドバイス

- ■肌の露出を最小限にし，寒気を抑えるために，適宜バスタオルで肌を覆いながら更衣を行う．
- ■拘縮が左右の関節にみられる場合は，原則として拘縮の程度の弱いほうから脱ぎ，拘縮の程度の強いほうから着る．
- ■四肢が硬直気味の場合や拘縮がみられる場合には，力を抜くように声かけし，やさしく手足に触れたのちに，ゆっくり伸展させる．
- ■高齢者の手足を引っ張ったり，脊柱に力を加えて伸ばすことは行わない．
- ■高齢者の指に衣服が引っかかることや脆い爪が剥離しないよう，看護師の手掌で高齢者の指先や爪先を保護しながら更衣する．
- ■体位変換により腹圧がかかり失禁しやすいことなどを考慮して，おむつや尿とりパッドはつねに陰部にあてがわれた状態で更衣を行う．
- ■入浴直後は身体のほてり具合をみながら乾いたタオルで水滴や汗をしっかり拭き取ったのちに，着衣を始める．
- ■四肢の曲げ伸ばしや体位変換など高齢者の協力を得る時には，一度に複数の行動を指示しない．
- ■ベッド柵を把持して自力で身体を動かせる高齢者の場合は，ベッド柵を左右装備したままで更衣を行うとよい．その際，看護師のボディメカニクスをより有効に活用するには，看護師の身長を考慮してベッドの高さを調整する．
- ■高齢者にとって更衣そのものに要する時間は最短であることが大切である．しかも，看護師の身体の動きは「やさしく」「心地よい」ものでなくてはならない．衣服のさばき方や新しい衣服を身にまとう時の感覚なども含めて高齢者にとっての快適さを追求する．

　靴下は，終日はいているわけではない．靴下を脱ぐ時は，脆い爪が剥離しないように慎重に行う．靴下をはく時は，靴下のゴムの部分を左右に広げ，爪先を軽く覆う．そして，残りの靴下は足背や足底をすべらせるようにしてはく（①〜⑥）．

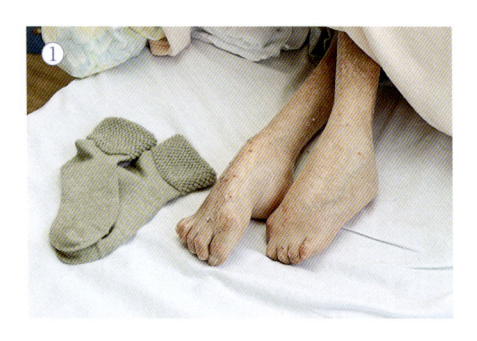

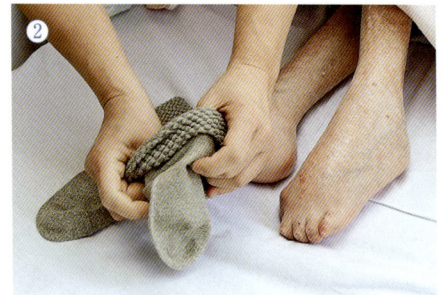

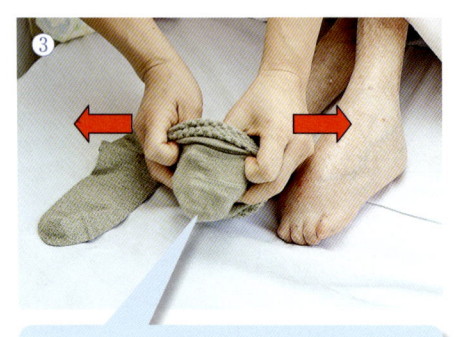

靴下のゴムの部分を持って，しっかり左右に広げてから，靴下の先端を軽く爪先に被せる

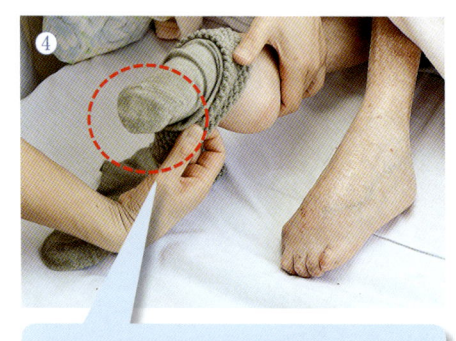

爪先に圧迫が加わることにより，嵌入爪の悪化や足趾の循環障害が起こらないようにする．爪先は靴下で軽く覆われた状態にする

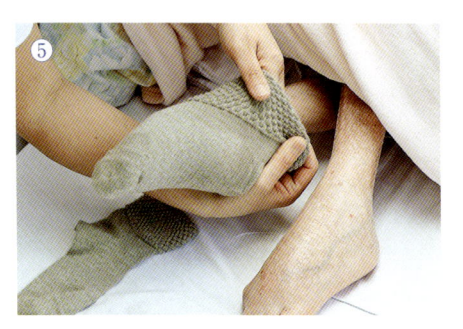

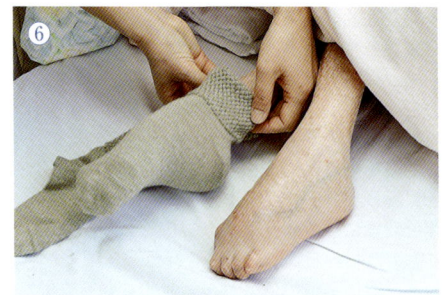

5 高齢者の反応の確認

　着心地，疲労感などを観察する．発語が不明瞭であったり，認知症により言語的コミュニケーションがとりにくかったりする場合がある．その際は表情やしぐさなどの非言語的コミュニケーションを通して観察を行う．

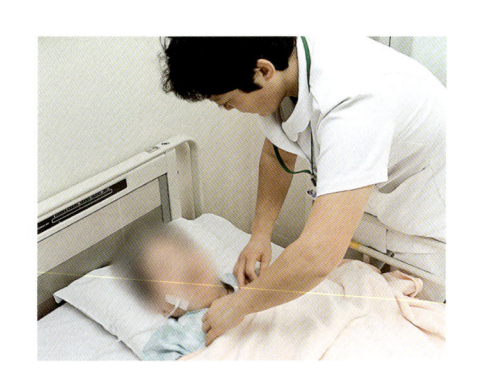

6 更衣を行った場所を整える

　高齢者の希望を確認し，生活しやすいようにベッド周囲を整える．頭部の高さ，ナースコールの位置，ベッド柵の設置などを最終確認する．

7 後片付け

　更衣を行った高齢者が感染症の罹患者である場合は，施設における感染症取扱い規定などに基づき後片付けを行う．消毒や洗濯を依頼する衣類は，ビニール袋などに入れて指定の場所に置く．

8 評価・報告，記録

　更衣の前・中・後の高齢者の状況や反応を評価し，次の看護に有用な情報を提供する．脱衣したシャツに出血の痕跡（掻痒に伴う引っ掻き傷からの出血）がないかなどを観察した情報は大切である．また，必要時には家族へ高齢者の現状に即した最適な衣服に関する情報を提供する．

Ⅴ-1.浴室・脱衣室での更衣
座位／高齢者の能力発揮や発展性を志向する看護援助

●看護援助のポイント

　車椅子に座った状態での更衣は，高齢者のもつ身体機能や能力をうまく活かして，体動に伴う腰痛や呼吸苦などを最小限にすることが求められる．看護援助のポイントとしては，ベッド上で更衣を行う場合のポイントに加えて，以下の5つがあげられる．

1) 車椅子は，座面幅が限られており，皮膚が直に金属部分に接する危険性が高まる．更衣は，安全を十分に確保しながら行う．

2) 立位が可能な高齢者では，生理的曲線を描くようにして，ゆっくり重心を移動させながら，立ち上がりを介助する．入浴後は血圧の変動や疲労によって立ち上がりが不安定になりやすいため，高齢者に手すりにしっかりつかまってもらうように声かけすることや，看護師2人以上で援助する．

3) 座位と立位に伴う血圧の変動を考慮しながら行う．とくに，入浴に伴う心負荷により血圧が変動しやすいことから顔色を観察し，気分不快の有無を確認する．

4) 入浴後の身体の水滴の拭き取りが不十分になりやすく，気化熱により身体が冷えやすい．手早く確実に水滴を取り除き，着衣する．

5) 高齢者は，自宅とは異なる浴室構造に対する不安や恐怖心が生じやすい．一つひとつの動作に対し声かけを行う．

●アセスメントのポイント

　車椅子に座った状態で更衣を行う場合のアセスメントは，ベッド上で更衣を行う場合のアセスメントに加えて，以下の4つがあげられる．

---

1) 座位保持可能時間
2) 立位保持可能時間
3) 手すりの把持能力
4) 血圧

看護援助のプロセス

1 事前確認

2 物品の準備・点検

3 環境および更衣を行う場所を整える

p.66 参照

4 脱衣・着衣

❶車椅子は，座面幅が狭く，アームレスト（肘掛け）がある．脱衣・着衣時には，皮膚が直に車椅子の金属部分などと接しやすい．下腿の打撲や擦過傷が生じないように，衣服の着脱の際には車椅子のフットサポートを側面に移動させておく（①）.

❷靴下は，ゴムの部分を左右に広げて脱ぐ．とくに，爪先の部分は脆い爪が剥離しないよう慎重に脱ぐ.

❸滑り止め機能のついた浴室専用足拭きマットなどを足元に敷く．高齢者の臀部をやや前方にずらし，足底をしっかり床面につける．高齢者は前傾姿勢をとり一方の肩から上衣を外し，袖を脱ぐ（②）.

❹袖を脱いだ上衣を反対側へ移動させ，もう片方の袖を脱ぐ（③）.

❺かぶりのシャツを脱ぐ場合は，両手で手すりをつかみ上半身を前傾させ，体幹のシャツを上方に手繰り寄せて，一方の袖を脱ぎ，頭を抜いてから，もう片方の袖を脱ぐ（④〜⑦）.

❻手すりにつかまり立ち上がる（⑧）.

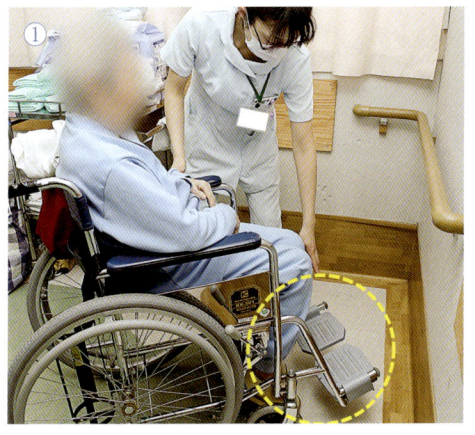

フットサポートを側面に移動させる.

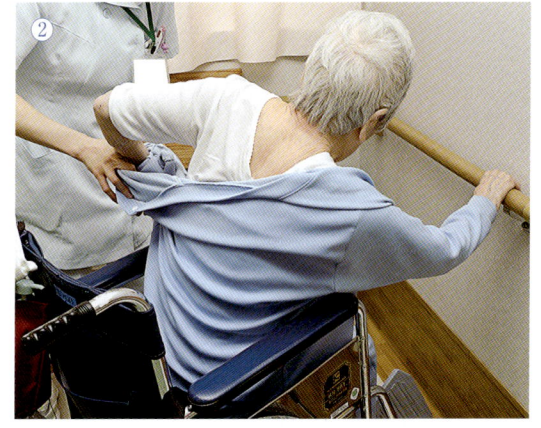

肩が十分に上がらず袖が脱げない時は，手すりをつかんでいる腕の方向に上半身を傾けるようにしてから袖を外す.

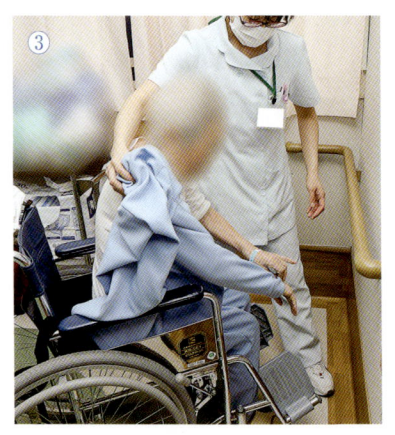

もう片方の袖を手先から外す.

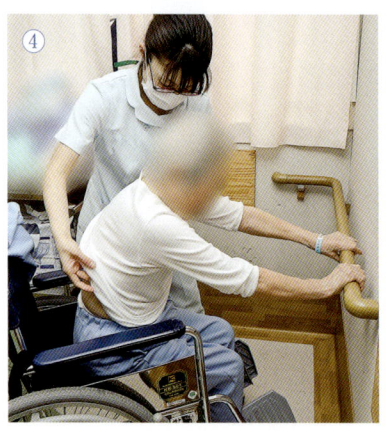

手すりを把持すれば,身体の安定性が維持できる.前傾姿勢をとり,体幹のシャツを上方に手繰り寄せる.

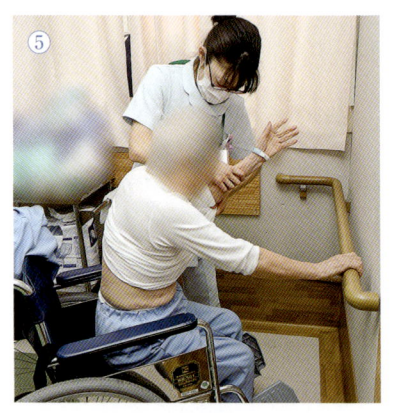

シャツの袖は,肘関節を曲げつつ,体幹に引き寄せるようにしながら脱ぐ.

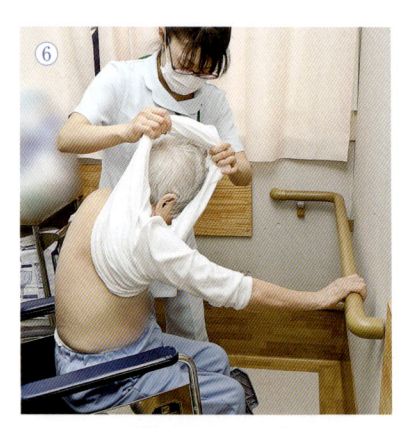

シャツを手繰り寄せて,襟口から頭を抜く.

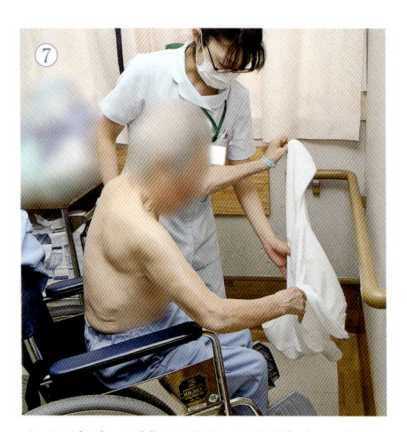

もう片方の袖を手先から外す.シャツが絡んで手指関節に過度な力が加わらないように留意してシャツを脱ぐ.

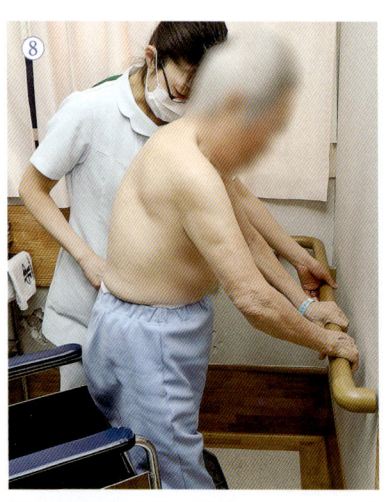

足底を軽く手前に引き,しっかり手すりを把持する.膝部より先に頭部が位置するように前傾姿勢をとり,ゆっくり立ち上がる.

❼手すりにつかまりながらズボン（およびパンツ）を大腿部まで下ろす（⑨〜⑫）．なお，おむつの場合には，失禁を考慮し，シャワーチェアやシャワーキャリーに移動するまで装着したままにする．

❽ズボンを大腿部まで下げたら車椅子に腰かける（⑬）．上半身をバスタオルなどで覆う．ズボン（およびパンツ）を脱ぐ（⑭）．

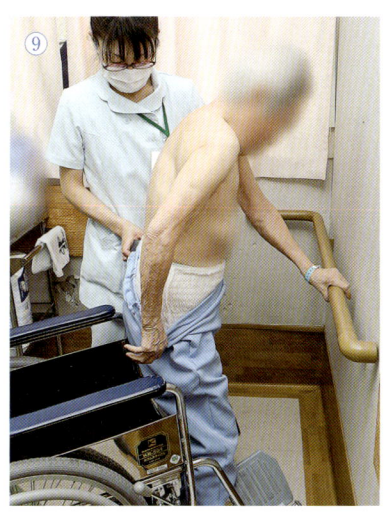

手すりを把持している左右の手を持ち替えながら，ズボンのウエストのゴムの部分を下げる．

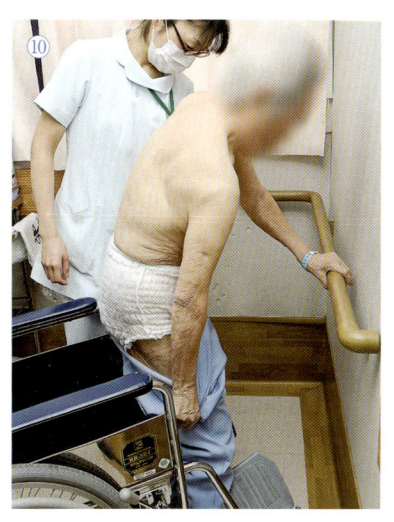

片方のズボンの脚の部分を大腿部まで下げる．

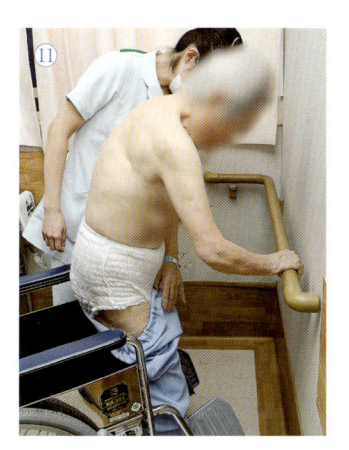

手すりを把持している手を持ち替えて，もう片方のズボンの脚の部分を大腿部まで下げる．

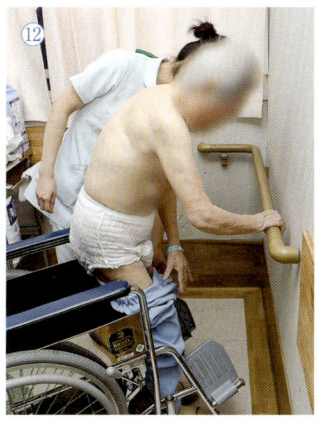

ズボンを膝部までしっかり下げようとすると，より前傾姿勢になり，バランスが崩れやすいため介助する．

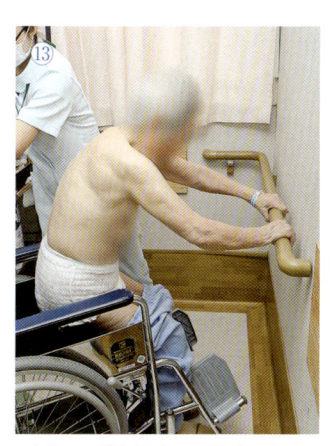

ズボンが膝部まで下がったら，車椅子に腰かける．

❾入浴またはシャワー浴を実施する.

❿入浴またはシャワー浴が終了したら，身体の水滴を十分拭き取り，バスタオルを敷いた車椅子へ移動する（⑮）.

⓫下肢の水滴を十分に取り除いてから，パンツまたはパンツ型おむつとズボンに両足を通し，大腿部まで上げる．ズボンは手繰り寄せて看護師の腕に通し，高齢者の爪先から足背を看護師の手掌で覆うように把持してから通す（⑯〜⑱）．なお，失禁の可能性を考慮し，この時点で一度立位をとり，パンツ型おむつとズボンをしっかりはいてもよい.

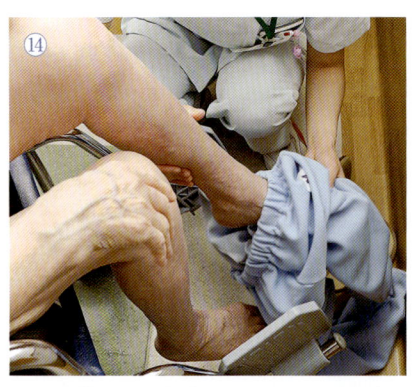

爪先の脆い爪が剥離しないように慎重にズボンおよびパンツを脱ぐ.

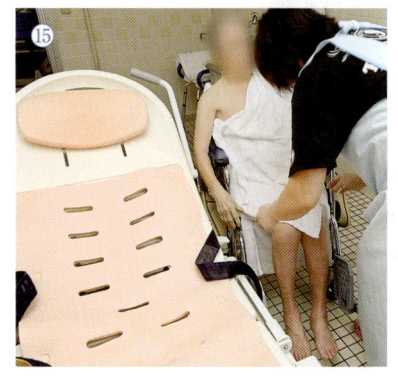

寝台型機械浴槽用のリフト型ストレッチャーから車椅子へ移動する．下肢の水滴をしっかり拭き取る.

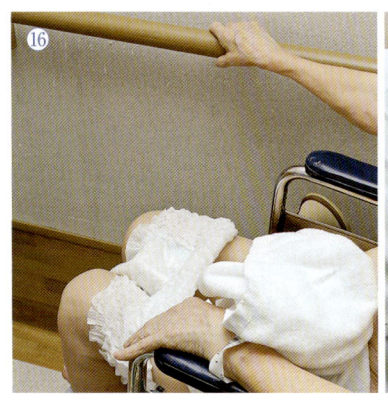

パンツまたはパンツ型おむつを大腿部まで上げる.

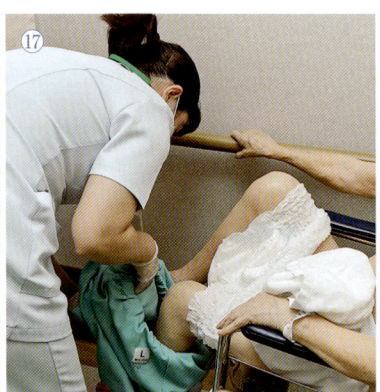

ズボンを手繰り寄せて，脆い爪が剥離しないよう慎重に爪先を通す.

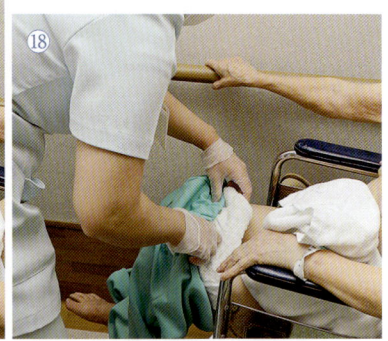

ズボンとパンツまたはパンツ型おむつは重ねて，大腿部までしっかり上げておく.

⓬かぶりのシャツを着る場合は，頭を通してから，袖に腕を片方ずつ通す．シャツの袖を高齢者の腕に通す際には，袖を手繰り寄せてから指先を通す（⑲〜㉓）．

⓭前開きの上衣の袖の一方に腕を通す．上衣で背中を覆い，もう片方の袖に腕を通す．前傾姿勢をとり，シャツを体幹の下方へ下げる．上衣を整える（㉔〜㉖）．

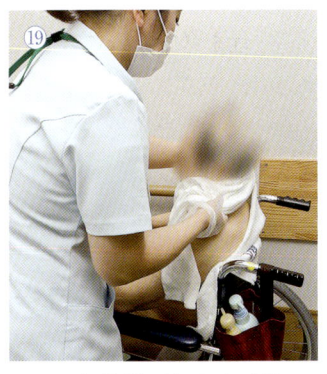
シャツを手繰り寄せて，頭に襟口を通す．

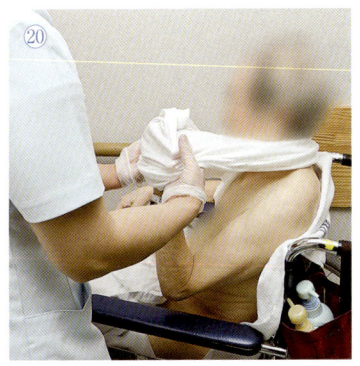
袖を手繰り寄せて，肘関節を屈曲させ，手先を通す．

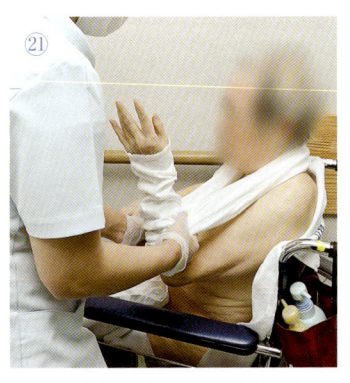
肘頭部を摩擦しないように袖に腕を通す．

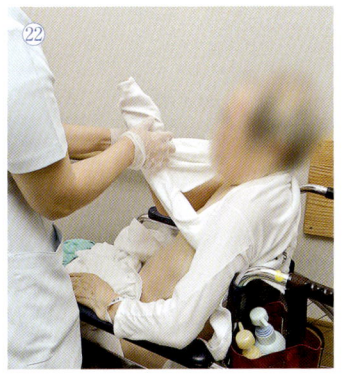
もう片方の袖を手繰り寄せる．肘関節を屈曲させ，爪を剥離しないよう慎重に手先を通す．

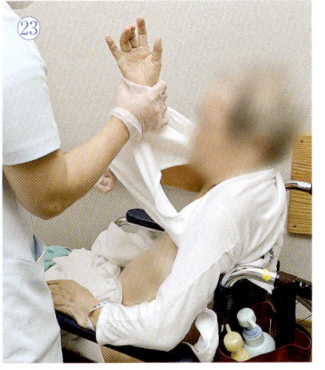
肘頭部を摩擦しないように袖に腕を通す．

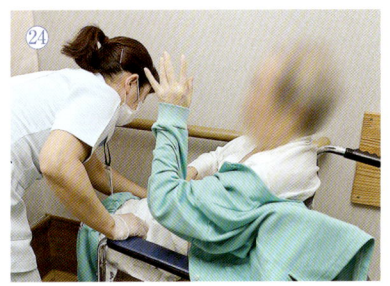
上衣の袖に手先を通す．

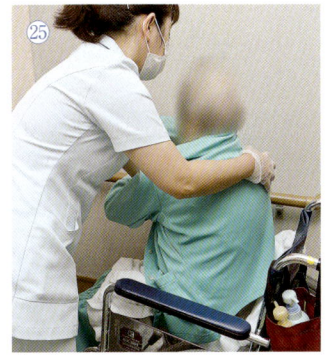
前傾姿勢をとり，上衣で背中を覆い，もう片方の袖に腕を通す．手の爪を剥離しないよう慎重に行う．

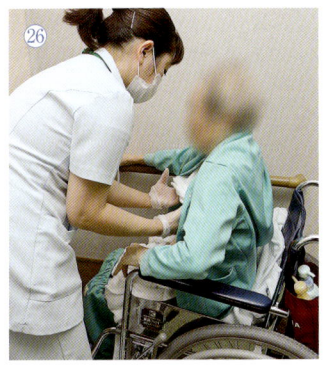
前傾姿勢をとり，シャツを下ろしてから，上衣を整える．

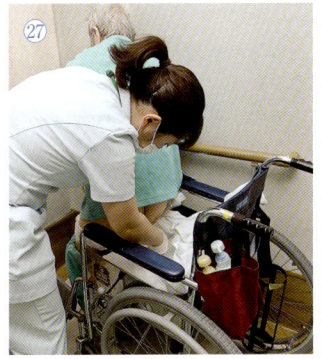
手すりを把持して，立位をとる．陰部や臀部が湿潤している場合は，タオルを軽く押し当てるようにしながら水分を拭き取る．

⓮手すりにつかまり立ち上がって，大腿部まで上げておいたパンツまたはパンツ型おむつとズボンをしっかりはく．シャツと上衣を整える（㉗〜㉙）．

⓯車椅子に腰かける（㉚）．

⓰爪が剥離しないように注意しながら靴下をはく．

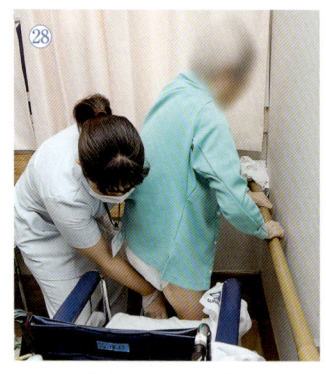

パンツまたはパンツ型おむつをはく．

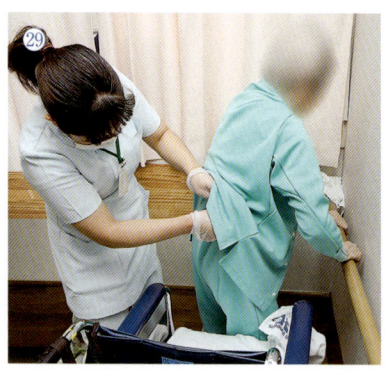

パンツまたはパンツ型おむつの外側をシャツが覆うように整え，その上にズボンをはく．

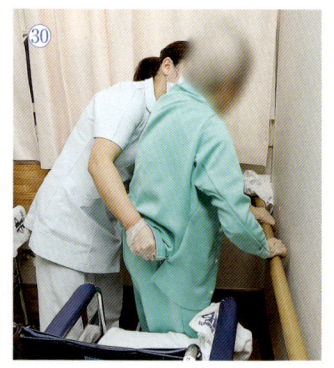

上衣を整える．着心地や要望を確認する．車椅子に敷いてあったバスタオルを取り除いてから，腰かける．

5 高齢者の反応の確認

　衣服にねじれやずれが生じていないか，再度確認する．着心地，疲労感などを確認する．また，入浴だけでなく入浴後に立位をとる動作によっても血圧は変動しやすい．顔色を観察し，気分不快の有無を確認する．

ワンポイントアドバイス

■高齢者の思考や動きを尊重した看護援助を行う．高齢者は状況を読み取り，行動する能力を有している．また，「している動作」のほかに，わずかながらの「できる動作」が複数存在する．看護師は，高齢者の一つひとつの動きを見極めつつ，「できる動作」が行えるように環境を整えていく．

■看護師は高齢者と現状を共有しながら，高齢者の思考や動きを読み取りつつ，介入の内容を決定し，行動する．

■高齢者の思考や動きが途切れる，または開始できない場合においては，声かけをはじめとする動作的介入を行う．

V-2.浴室・脱衣室での更衣
臥位／高齢者のからだや思考に寄り添った看護援助

●看護援助のポイント

　入浴のための脱衣室での全介助の更衣は，ベッド上やストレッチャー上で行うことがある．なかでも，ストレッチャー上での更衣は，安全性の確保の観点からは望ましいとは言い難い．しかし，全身の関節拘縮・変形，ベッドが脱衣室に搬入できないことなどの高齢者の状況，病院や福祉施設の設備・構造においては，安全に十分配慮しながら実施する．

　とくに，ストレッチャー上で更衣を行う場合のポイントは，ベッド上で更衣を行う場合のポイントに加えて，以下の4つがあげられる．

1) ストレッチャーを使用する前に必ずストッパー，安全柵（サイドフレーム），ストレッチャー用患者固定ベルトを点検する．ストッパーを使用するたびに，車輪が固定されているかを確認する．

2) ストレッチャーは，臥床幅が狭く，皮膚が金属などの部分に接触する危険性が高まる．更衣は，作動点検を行ったストレッチャーを用いて，2人以上で，安全を確保する．状況によって1人で行う場合には，ストレッチャーの片側を，必ず障害物などのない壁面に密着させる．

3) 高さや不安定さを感じやすいストレッチャーそのものが高齢者の不安を助長しかねない．声かけを行い，同時に，看護師の手が高齢者の肩などに触れている時間を確保する．

4) 入浴後の身体の水滴の拭き取りが不十分になりやすく，気化熱により身体が冷えやすい．手早く確実に水滴を取り除き，着衣を介助する．

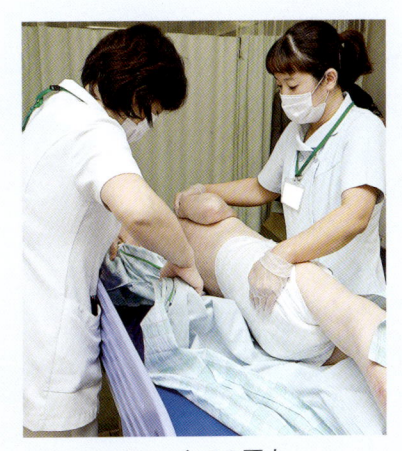

ストレッチャー上での更衣

●アセスメントのポイント

　ストレッチャー上で更衣を行う場合のアセスメントは，ベッド上で更衣を行う場合のアセスメントとともに，加えて以下の2つがあげられる．

1) 病室（居室）から浴室までの移動距離と動線
2) 浴室・脱衣室の構造と環境

1 事前確認

2 物品の準備・点検

3 環境および更衣を行う場所を整える

p.66 参照

4 脱衣・着衣

　基本的には，「Ⅳ.ベッド上での更衣―臥位／高齢者のからだや思考に寄り添った看護援助（p.67〜71）」に準ずる.

❶ベッドからストレッチャーへ移動する（①）.

❷脱衣室に到着したらストレッチャーの片側を障害物のない壁面に安全柵を上げたまま密着させる.

❸袖を脱ぐ側の肩を覆っている前開きの上衣とシャツを外してから，袖を脱ぐ（④-❸〜❾／p.67〜68 参照）.

❹頸部伸展位で臥床している高齢者の場合は，後頸部と後頭部を支持しながら，袖を脱ぐ（②）.

❺体位変換を行うと同時に上衣およびシャツを上半身の下方に差し込み，ズボンを大腿部まで下げる（③）.

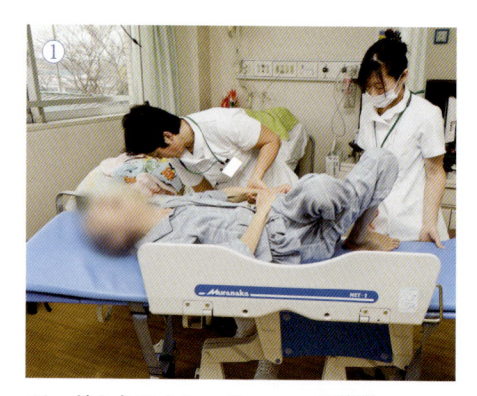

ベッドからストレッチャーへの移動

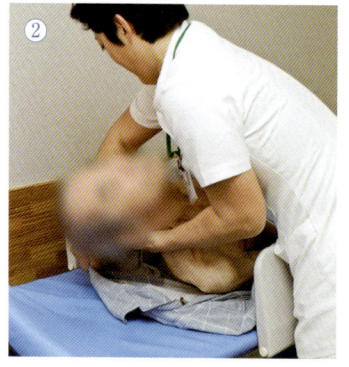

頸部の伸展が強い場合は，後頸部から後頭部にかけて腕で支持する.

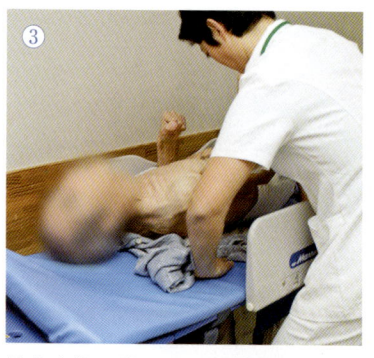

体位変換の際には，高齢者の肘や膝がストレッチャーの安全柵（サイドフレーム）に接触しないようにする.

❻反対方向に体位変換し，上衣とシャツを脱ぎ，ズボンを大腿部までしっかり下げる．高齢者がヒップアップできる場合は，高齢者の膝を立てて，臀部が軽く挙上するのと同時にズボンを下げる．

❼大腿部まで下げたズボンを脱ぐ．その際，脆い爪が剥離しないよう慎重に行う．なお，おむつは失禁を考慮し，寝台型機械浴槽用のリフト型ストレッチャーに移動したのちに外す．

❽入浴またはシャワー浴を実施する．

❾入浴またはシャワー浴が終了したら，身体の水滴を十分拭き取り，バスタオルを敷いたストレッチャーへ移動する．

❿新しいおむつを装着する（④）．おむつを装着する時は，ストレッチャーの安全柵（サイドフレーム）で拘縮・変形した手や足を傷つけないようにする．

⓫新しいシャツと上衣の袖は1回で着衣できるように重ねてから腕を通す（⑤）．袖はあらかじめ手繰り寄せて看護師の腕に通し，高齢者の指先から手背を看護師の手掌で覆うように把持してから通す（**イラスト1**／p.68 参照）．

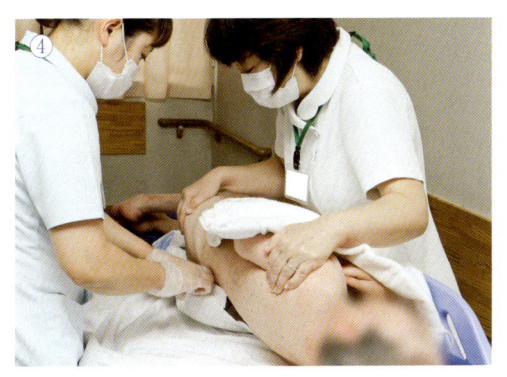

看護師が2人以上で，なおかつ高齢者が自力で体動しない場合は，短時間に限り片側のみ安全柵を下げて，おむつの装着や創傷の処置を実施する．

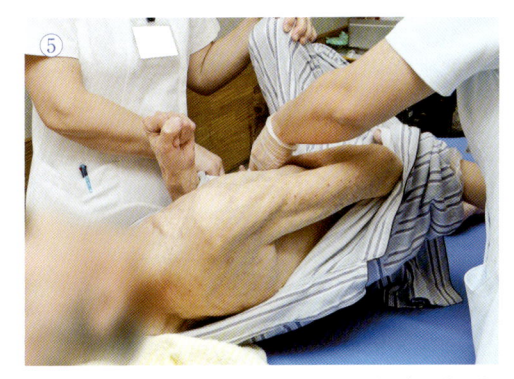

全身の関節拘縮・変形がある場合は，過度な力を加えないように袖に通す．体にやさしく触れ，力を抜くように声かけしながら袖をすべらせるように通す．

⓬ズボンをはき，股関節部まで上げる（⑥⑦）．あらかじめズボンを手繰り寄せて看護師の腕に通して，高齢者の爪先から足背を看護師の手掌で覆うように把持してから通す（**イラスト2**／p.69 参照）．

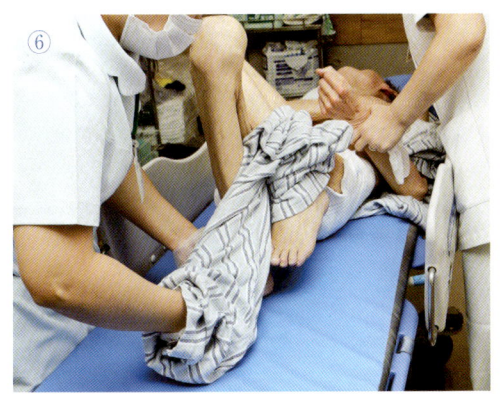

ズボンを手繰り寄せて，脆い爪が剥離しないよう慎重に爪先を通す．

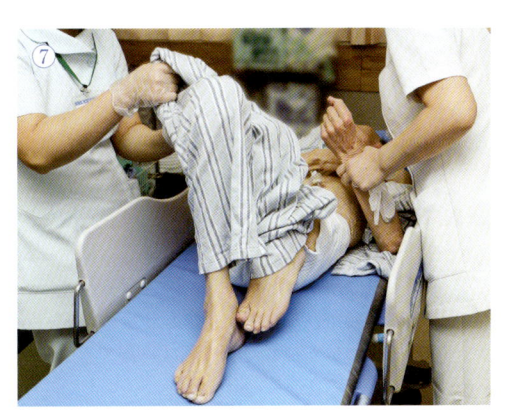

ズボンは股関節部までしっかり上げておく．

⓭体位変換を行い，シャツと上衣で背面を覆う．ズボンは正中に位置する縫い目と脊柱が一致し，シャツの上になるようにできるかぎりウエストラインまで上げる．シャツと上衣は脇の縫い目を腋窩線に一致させてから背面を覆う．対側のシャツと上衣は上半身の下方に差し込む（⑧）．

⓮反対方向に体位変換し，シャツと上衣の袖を通す．ズボンは正中に位置する縫い目と脊柱が一致し，シャツの上になるように，ウエストラインまでしっかり上げる．シャツと上衣は袖付け部分と高齢者の肩峰，脇の縫い目と腋窩線が一致した状態で背面を覆うようにする．高齢者がヒップアップできる場合は，高齢者の膝を立てて，臀部が軽く挙上するのと同時に臀部側のズボンをウエストラインまで上げ，次に，腹部側のズボンをウエストラインまで上げる．

⓯シャツや上衣，ズボンにねじれやずれが生じていないことを確認する．そして，襟元からボタンを留める（⑨）．

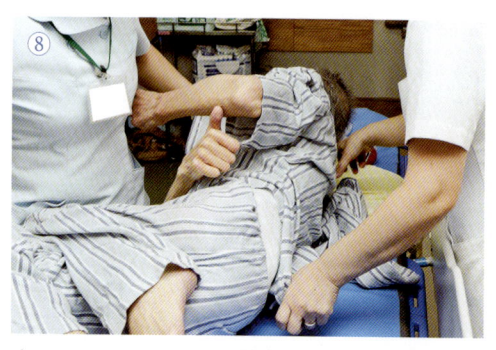

ウエストラインは，高齢者の肌から外側に向かって，おむつ→シャツ→ズボン→上衣の順で層が形成されるように整える．

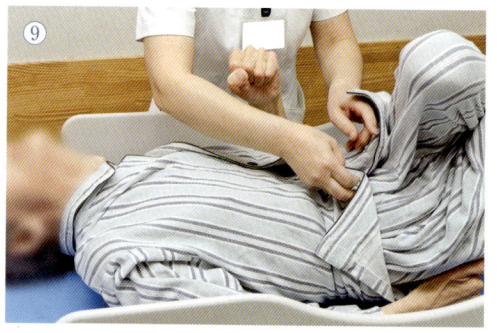

反対方向の体位変換を行い，もう片方のシャツと上衣の袖を通して，ズボンをしっかり上げる．衣服にねじれやずれが生じていないことを確認してからシャツや上衣のボタンを留める．

5 高齢者の反応の確認

着心地，疲労感などを確認する．顔色を観察し，気分不快，更衣による疼痛の有無を確認する．

ワンポイントアドバイス

■浴室や脱衣室では看護師や介護職者などが複数名で高齢者とかかわる．一人ひとりの高齢者の看護援助においては，役割分担やそれに伴う責任が生じる．高齢者の安全と安楽を最良の状態にするには，協力し合い，確認し合いながら取り組むことが大切である．

■ストレッチャーの安全柵を下ろして更衣や創傷処置を行うのは，必ず看護師が2人以上で高齢者を左右からはさむ位置にいることができる場合に限る．また，安全柵を下ろす回数や下ろしている時間は最少で最短とする．

■体位変換時は，高齢者の身体が安全柵にぶつからないように看護師の手で高齢者の身体を保護しながら行う．体位変換に伴う外傷を回避するためには，ストレッチャーの安全柵そのものに衝撃緩衝材などを装備することも有用である．

第6章　高齢者の気持ちよい排泄の看護

Ⅰ.看護援助の意義

　排泄は，体内の不要な老廃物を体外に排出する生理現象であり，生命を維持するために必要不可欠なものである．活動に必要なエネルギーを摂取し，代謝し，尿，便といった老廃物を排泄するという循環が円滑に進むことは，身体の調子を整え，快適に過ごすための基盤となる．逆に生活のなかで，排泄を我慢したり，停滞したりすることによって身体的な不調を引き起こし，不快感を伴う．排泄行動は，人間の成長発達過程で幼児期に完成し，以降日常生活能力の基本として自然に営まれる．しかし排泄行動は，尿意や便意の知覚，適切な場所の選択，移動，衣類の着脱，排泄の姿勢の保持，排泄行為，後始末という複雑な組み合わせによって成り立っており，加齢に伴う生理機能的な変化や運動機能障害，認知機能障害により援助を必要とするようになる．排泄をしている姿，陰部，さらには自らの排泄物を見られることは，恥ずかしいことである．排泄行動を援助する看護師は，排泄援助が高齢者の自尊心に大きくかかわる援助であることを十分に認識しておく必要がある．排泄行動を援助されることは，恥ずかしく，苦痛であり，できるだけ人に迷惑をかけないで行いたいという気持ちは，高齢者も同じである．

Ⅱ.気をつけたい状況

❶漏れないように？

　尿とりパッドの重ねづけは，ゴワゴワして，股関節の動きを制限する．

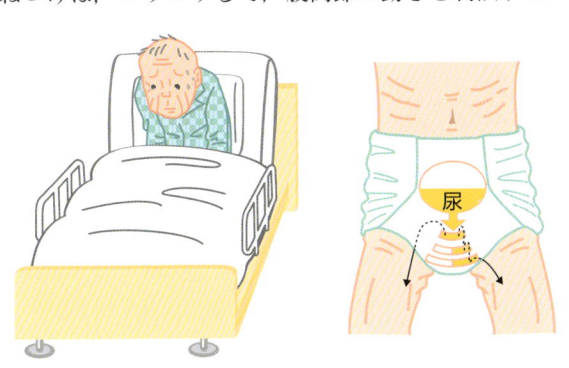

尿

尿とりパッドをたくさん重ねても吸収量は変わらない．むしろ漏れる原因となることもある．

❷美しくない…

おむつがきつい，ゆとりがありすぎる，左右非対称である．

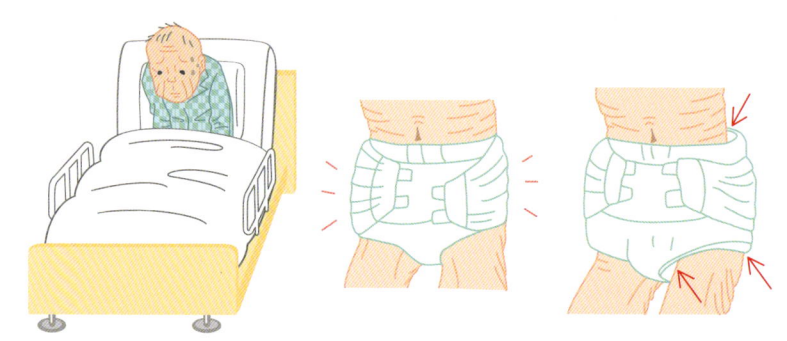

動きにくく，快適に過ごせないだけでなく，ずれやすくなるため，漏れやすくなる．

❸みんな一律，流れ作業で

おむつ交換は時間も，当てるおむつも一緒．同じことの繰り返し．ついつい高齢者を無視しておしゃべりをする．

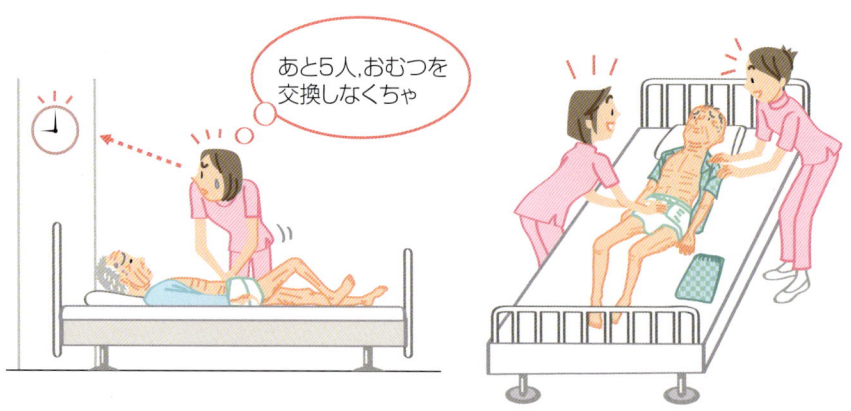

あと5人，おむつを交換しなくちゃ

排泄のタイミングも内容も適切な方法も人それぞれであり，援助行動はその一人ひとりが主体となる個別なものである．

❹コストが最優先

おむつを替えるとコストがかかる．

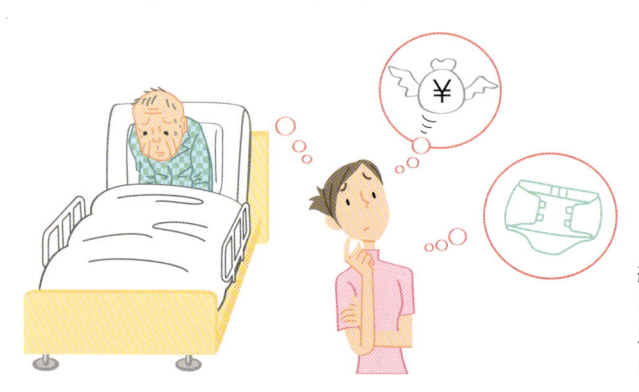

紙おむつの使用は，コストがかかる．コストを考えることは重要であるが，皮膚障害への対処のほうがコストがかかる．

Ⅲ.看護援助

高齢者の排泄にかかわる看護援助は，以下の6つを考慮して取り組むことが求められる．

❶加齢に伴う排泄にかかわる変化に対処する

高齢者は，多くの要因によって排尿の状況に変化が生じている．腎臓では尿の濃縮能が低下し，尿が薄くなる．膀胱は萎縮し，膀胱容量が減少し，膀胱の弾力性が低下するため頻尿となる．尿の排泄に必要な腹圧は加齢に伴い低下し，膀胱の筋肉量が低下するために，排尿の勢いがなくなり，排尿に時間がかかるようになるとともに，残尿が多くなる．残尿が多いことで，膀胱炎などの感染症を起こす可能性が高くなる．また，尿道括約筋の低下により，尿漏れしやすくなる．その他，排尿困難が生じる要因として，高齢者に多い前立腺肥大症や子宮筋腫，女性では骨盤底筋の低下のために子宮脱や膀胱脱によって尿道が圧迫されることや，脳血管疾患などによる自律神経障害に伴う神経因性膀胱や薬剤の影響など多数ある．

排便については，高齢者は非常に高い頻度で便秘に傾く．その要因は，加齢に伴う排便に必要な腸管蠕動運動の低下，粘液分泌の低下，排便反射の低下がある．食事を摂取した後，肛門から排泄に至るまでさまざまな身体機能を駆使して正常な排便が営まれているが，加齢による身体機能の低下が排便のメカニズムを崩してしまう．活動量の低下，食事量の低下，食事内容の変化，看護師への遠慮からくるストレスなども高齢者の便秘に特徴的な要因である．

排泄援助にかかわる看護師は，これらの排泄に関する高齢者の特徴の理解が必要である．

❷生活のなかの排泄ケア，爽快感を得る機会を意識する

排泄行動は，1日に何度も繰り返される事柄である．したがって，看護師はこれまで高齢者が自立して当たり前に行ってきた行動を補助するという姿勢が必要であり，高齢者の生活に沿った排泄ケアが求められる．看護師は排泄行動によって，高齢者が爽快感を得られるようつねに配慮する必要がある．さらには，1日のなかで高齢者にとって排泄ケアのために看護師がかかわる時間の意味を考えて行われる必要がある．例えば，1日中ベッドで過ごす高齢者にとっては，おむつ交換の時間は他者とかかわる重要な機会としてとらえられ，精神活動が活発になり，楽しみの場となりうる．

❸身体を動かす機会になり，股関節の拘縮予防につながる

排泄に援助を要する高齢者は，身体機能が低下していることが多い．1日のなかでの活動として，排泄行動がどれだけの割合を占めているのか，意識することが必要である．日常生活のなかで股関節を開閉する機会が少ないため，拘縮する．股関節の拘縮は援助を受ける高齢者の苦痛につながるだけでなく，看護師にとっても援助のしやすさに影響するため，意識的に開脚できるようにかかわる必要がある．

❹高齢者の羞恥心，拒否，認知症，遠慮に配慮する

　排泄行動は日常生活のなかで秘めておきたい部分であるため，高齢者は看護師がかかわることを遠慮したり，拒むこともある．認知機能の低下した高齢者は，何をするのか理解できず，脱衣に抵抗することもある．排泄援助は快適な生活を営むために必要不可欠なケアであるが，高齢者にとっては忌み嫌われる可能性があることを看護師は意識するように心がけ，そのような高齢者であっても，援助を受けて爽快感が得られるようにかかわる必要がある．また，申し訳ないという気持ちから排泄ケアを遠慮する高齢者もいる．高齢者の申し訳ないと思う気持ちを受けとめ，必要以上に遠慮することのないよう，看護師が気遣う必要がある．

❺高齢者のさまざまな観察の機会（皮膚，褥瘡など）になる

　排泄援助を必要とし，おむつを使用している高齢者は，加齢による皮膚の脆弱化に加えて，おむつ内の湿潤した環境により皮膚トラブルをもつ人が多い．仙骨部や大転子部など褥瘡好発部位は，排泄援助の際に観察することが可能である．

❻疼痛の出現，骨折の機会になりうる

　排泄援助の際，とくにおむつ交換に伴って，体位を変換したり，開脚することで，疼痛が生じたり，骨折を起こしたりすることがある．排泄援助を受ける高齢者のなかには，重度の骨粗鬆症によって，骨が菲薄化し容易に骨折が生じる状態となっている人もいる．骨折は，麻痺側（関節拘縮部位）で，大腿骨頸部や上腕骨でも起こすことがある．股関節，膝関節，肩関節といった大関節が拘縮に陥っている場合はとくに注意が必要である．

Ⅳ.援助方法の選択

　高齢者の身体状態，環境に応じて，援助方法を選択する．高齢者の保持する身体機能を活かすように声かけ，見守ることが必要である．しかし，排泄の「自立」を強いず，高齢者の保持する能力・身体機能に注目し，できる部分に目を向け，高齢者自身の意向を確認する．たとえ能力・身体機能を保持していても，できる時とそうでない時があることを理解し，その時々で判断し，援助方法を臨機応変に選択することが必要である．

●排泄の方法

　排泄方法には，トイレ，ポータブルトイレ，床上やベッドサイドでの尿器・便器の使用，おむつの着用，失禁用パンツ・尿とりパッドの使用などがある．高齢者の身体状態，環境によって排泄方法を決定する（**表**）．

排泄方法	高齢者の身体状態・環境
トイレ	自分でもしくは介助で，立位保持や座位保持ができる
ポータブルトイレ	トイレまで移動ができない ポータブルトイレの背もたれや手すりを使用して座位が保持できる
尿器・便器	尿意・便意があり，その意思を伝えられる，または自ら使用することができる 股関節の外転や腰部の柔軟性が確保されている
おむつ・ 尿とりパッド	尿意・便意がなく失禁が続いている
失禁用パンツ・ 尿とりパッド	咳やくしゃみで尿漏れする 排泄行動が間に合わず，本人が下着を汚す不安がある

●排泄援助用品

1）ポータブルトイレ

　高齢者の排泄行動を補うポータブルトイレは，さまざまなタイプが開発されている．使用する高齢者の目的や状況に応じて，使い分けることが重要である．

種類		特徴
手すり，背もたれ付 （アロン化成）		・安定性があり，高齢者にとって，安全に座りやすく，立ち上がりやすい ・置き場所のスペースが必要である
アルミ製 （哲商事）		・持ち運びが簡易であり，手すり，背もたれがあり，高齢者にも使用しやすい ・見た目が居室に合わない
木調（アロン化成）		・安定性があり，高齢者にとって，安全に座りやすい ・置き場所のスペースが必要である ・見た目が居室に合う
スタンダード （アロン化成）		・持ち運びが簡易である ・手すりや背もたれのないタイプは，座位が安定しない高齢者にとっては危険である ・足がトイレの下に入らず，立ち上がりにくい

2) おむつ・尿とりパッド

　排泄行動を助けるおむつの素材としては，高吸収体ポリマーを内部に含む紙おむつが増加している．紙おむつの形状は，高齢者の生活に合わせてさまざまなタイプが開発されている．ベッド上で横になって交換するタイプの「テープ型」，はくタイプの「パンツ型」，両方の機能をもつ「2way型」がある．排尿量や交換回数に合わせて，一緒に使う尿とりパッドがある．排泄がトイレなどでどの程度可能かによって選択する．吸収量は100 mL程度の軽失禁用から，夜間対応できる1,200 mLまで多くの種類があり，サイズも腰回りによってS〜LLなどの表示がなされている．ただし，同じサイズ表示でもメーカーによって異なる場合がある．それぞれの高齢者にとって適切なものを選択することが必要である．

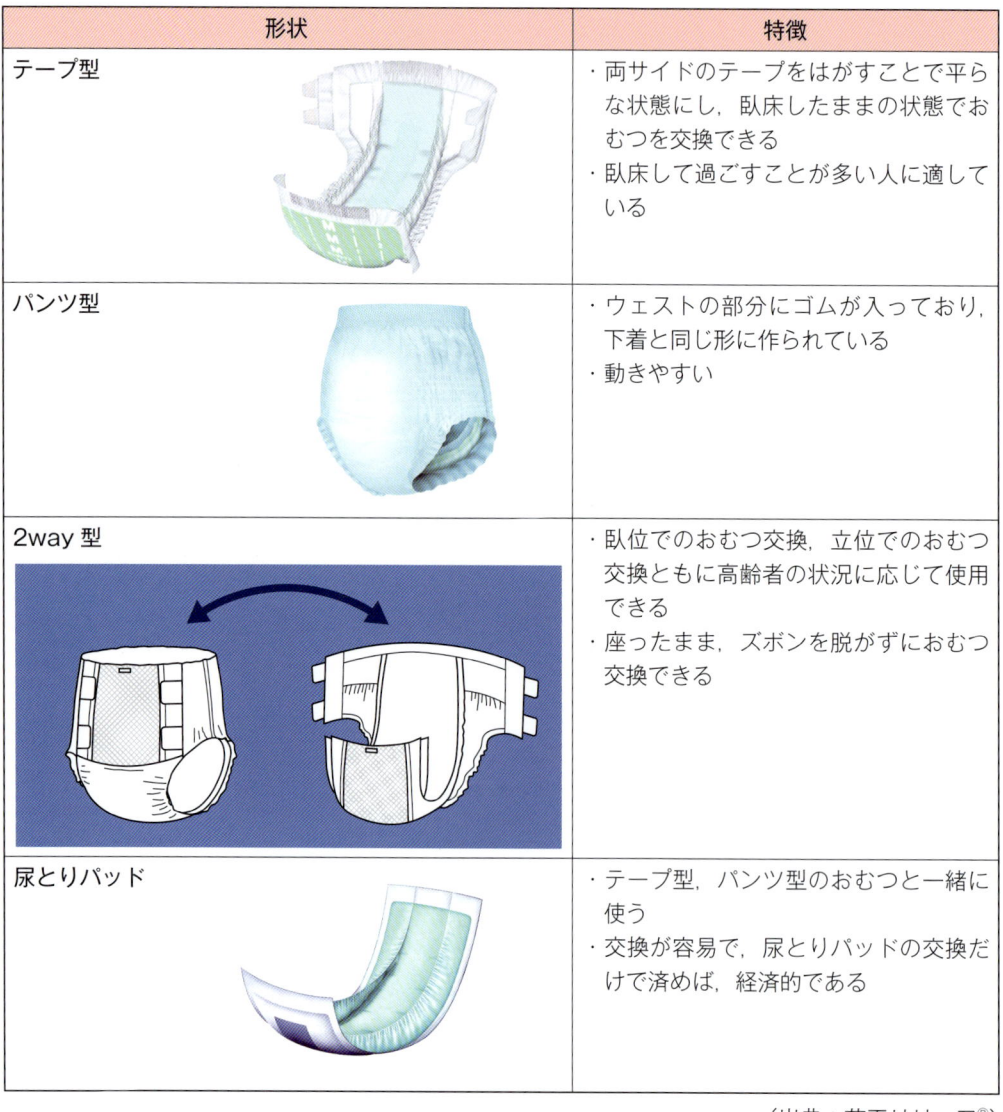

形状	特徴
テープ型	・両サイドのテープをはがすことで平らな状態にし，臥床したままの状態でおむつを交換できる ・臥床して過ごすことが多い人に適している
パンツ型	・ウェストの部分にゴムが入っており，下着と同じ形に作られている ・動きやすい
2way型	・臥位でのおむつ交換，立位でのおむつ交換ともに高齢者の状況に応じて使用できる ・座ったまま，ズボンを脱がずにおむつ交換できる
尿とりパッド	・テープ型，パンツ型のおむつと一緒に使う ・交換が容易で，尿とりパッドの交換だけで済めば，経済的である

（出典：花王リリーフ®）

V-1.ベッド上でのおむつ交換（臥位）
陰部洗浄

　ここでは，ベッド上臥位の状態で，テープ型おむつを使用している高齢者へのおむつ交換，陰部洗浄について解説する．

● 看護援助のポイント

　ベッド上でおむつ交換を行う場合のポイントは，以下の6つがあげられる．

1) 手際よく，手順を組み立てることが必要である．しかし早く行うことが最優先されるわけではない．高齢者の動きに合わせてゆっくりと行い，高齢者の動きを妨げない．とくにベッド上で寝たきりの状態にある人の場合はゆっくり動くことを補助し，高齢者自らの動きをよく観察し，ペースを合わせる必要がある．

2) 高齢者が安定した姿勢を保てること．高齢者が安定した側臥位を保てない，腰があげられない場合や看護師ひとりで高齢者の体位変換を補助できない場合は，2人で看護援助する．

3) 高齢者は認知症や難聴，視力障害を伴うことが多く，安心できるような声かけ，かかわり方が必要である．援助後には，高齢者が少なくとも不快な感情を残さず，「気持ちよかった」と思えるようにかかわる．

4) 高齢者に動きを伝え，誘導することで保持している能力を活用する．高齢者が自分のペースで動こうとしているのをよく見極め，見逃さず，高齢者の動きを助けるように援助する．高齢者がもつ動ける能力を見出し，保持するようかかわることは重要であるが，排泄行動は日々繰り返される行為なので，無理矢理行わせることにならないようにする．

5) 高齢者の皮膚は，脆弱化しており，とくにおむつ内の皮膚は，浸軟し，損傷しやすいため，皮膚に過度の摩擦や圧迫を加えない．

6) おむつ交換の場面では，股関節の脱臼や上腕，肋骨の骨折などを起こしやすい．股関節，肩関節，膝関節に拘縮がある高齢者はとくに注意し，過度な力を加えない．

●アセスメントのポイント

ベッド上でのおむつ交換の準備にあたって考慮する項目は，以下の5つである．

1) おむつ交換のタイミングは適切か？
   - 排泄はありそうか？
   - 高齢者の気分はどうか？
   - 次の活動への支障がないか？
2) 関節可動域，股関節の開閉は可能か？
3) 腰部の挙上は可能か？
4) 安定した側臥位が可能か？
   → 不可能な場合は，安全な実施のために介助者を手配する
5) おむつ交換に合わせて処置があるか，可能性があるか？
   → ある場合は，円滑な実施のために処置の準備を手配する

●物品の選択

ベッド上でおむつ交換を行う場合の物品の選択の視点は，以下の5つがあげられる．

- 使用目的
- 皮膚状態
- サイズ
- 予測される排泄物
- 洗浄剤の使用，および種類

洗浄について

　洗浄による過度の刺激は，皮膚トラブルの原因となる．弱酸性の洗浄剤を用いて1日1回程度の洗浄を行うとよい．洗浄剤の種類は，汚れ落ちに関しては，アルカリ性洗剤のほうが優れているが，皮脂を落としすぎてしまう．とくに，高齢者は皮脂が減少しているため，セラミドや保湿剤配合の洗浄剤を選択することが，高齢者の皮膚を保護するのに有効である．

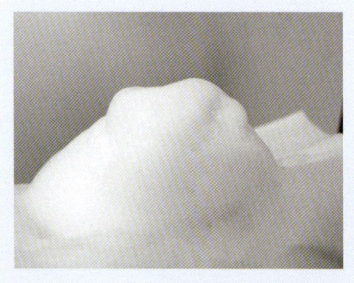

きめ細やかな泡は，毛穴の奥まで洗浄成分を届け，汚れを除去できる．泡がクッションの役割を果たし，過度の摩擦を防ぐ．泡立ちがしっかりしているとすすぎが楽である．しかし，洗浄剤のつけすぎには注意する．

● 必要物品

ベッド上でおむつ交換を行う場合の必要物品は，以下のとおりである．

- ・おむつ
- ・尿とりパッド
- ・微温湯：38〜39℃（準備中に冷めることを考慮して，熱めに用意する）
- ・シャワーボトル
- ・洗浄剤
- ・ガーゼまたはタオル（洗浄剤を泡立て洗う，水分を拭き取る）
- ・ディスポーザブル手袋
- ・汚物処理用ごみ袋
- ・（必要に応じて）ディスポーザブルエプロン，マスク，ゴーグル，着替え用寝衣

● 観察項目

1) 排泄の有無や性状
   - ・排泄物の有無，量，性状，におい
   - ・（女性の場合）帯下の有無，量
   - ・その他，痔核からの出血や不正出血の有無など
- ●排尿がない場合でも，高齢者に声をかけるとともに，下腹部を軽く押してみると排泄される場合がある．
- ●排尿は，副交感神経優位であるので，洗浄のために湯をかける時に心地よくなって排尿がみられたり，側臥位になった際に腹圧がかかって排尿がみられたりすることもある．
- ●高齢者では，痔核からの出血や不正出血，性器脱によりおむつに血液が付着していることがある．
2) 皮膚の状態
   - ・分泌物などによる陰部の汚染の程度
   - ・陰部発赤の有無，部位
   - ・褥瘡好発部位の発赤の有無，程度
   - ・その他，脱衣によって観察できる部位の皮膚状態など
- ●おむつ内は湿潤環境にあり，皮膚障害が生じやすい．真菌感染の他，湿潤によるおむつ皮膚炎（おむつかぶれ）の場合が多い．発赤を見つけたら，早急に医師の指示を受けるなど対処する．
- ●おむつ交換の際は，脱衣も伴うため皮膚の状態を観察するにはよい機会である．とくに臥床時に褥瘡を形成しやすい仙骨部や大転子部はよく観察する．表皮剝離や打撲痕などの外傷のほか，皮膚疾患についてもよく観察する．

COLUMN おむつ交換の際の感染予防について

　ひとりの高齢者に対してケアごとに手袋を交換する．しかし，手袋は手指衛生の代わりにはならない．手袋の防護性能を過信せず，汚染した手袋を速やかに廃棄し，着用前後に確実な手指衛生を行う．

　CDC（米国疾病予防管理センター）の推奨する基本的な防護用具の着用基準は右表のとおりであり，一般的なおむつ交換では，手袋，便失禁者のケアや陰部洗浄を行う場合など必要に応じてエプロン（ガウン）の着用が推奨されている．

用具	使用する場面
手袋	・血液，体液，分泌物，排泄物，汚染物品に接触する時
エプロン，ガウン	・処置やケア中に，衣服や肌が血液，体液，分泌物，排泄物に接触されることが予測される時
マスク，ゴーグル，フェイスシールド	・血液，体液，分泌物の飛沫，しぶきの発生しそうな処置やケアを行う時

1 事前確認

　排泄援助については，高齢者が気持ちよく援助を受け入れられるタイミングをとらえる．いつもの日課と比較し，日常生活上の活動や処置などとの調整を図る．

2 物品の準備・点検

　高齢者の状態をふまえて，適切なおむつ，洗浄用品を選択する．

3 環境を整える

❶換気扇をつけ，扉を閉める．
❷室温・湿度を確認して調整する．
❸カーテンを閉める．
❹ベッド周囲を整理整頓し，手の届く位置に物品を配置する．看護師がケア中に高齢者の身体から離れたり，無駄な動作になるのを防ぐために，使いやすい位置に物品を配置する．

4 おむつの準備

　おむつは広げておく．丁寧に広げ，一度全体を縦に引っ張る．これは，オムツのしわを伸ばし，褥瘡の原因になりやすい段差をなくすためにとても大切な下準備である．

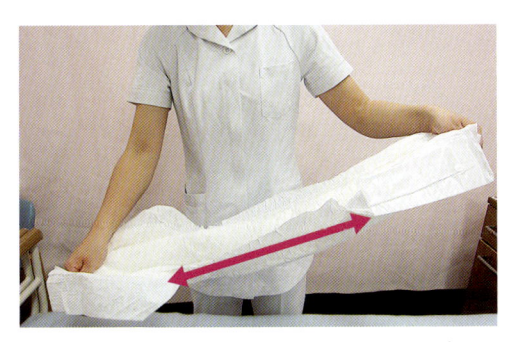
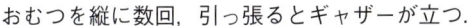
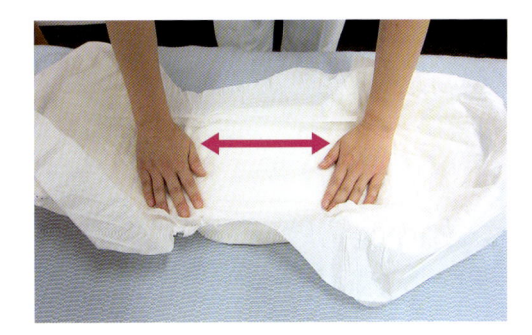

おむつを縦に数回，引っ張るとギャザーが立つ．

〈不適切な例〉

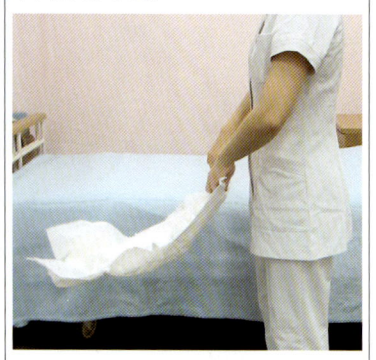

紙おむつの場合は，乱暴に振ることで，おむつ内の吸収剤が落ちたり，片側にずれたりして吸収力が落ちることがあるため注意する．

尿とりパッドの準備*

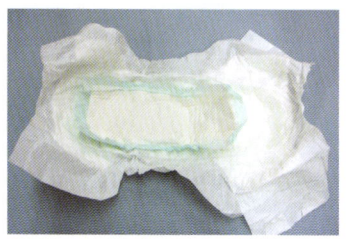

（女性用）尿とりパッドのギャザーとおむつのギャザーを合わせるように重ねる．

*おむつの種類や排泄の状況によって，使用の有無，種類，方法を検討する必要がある．

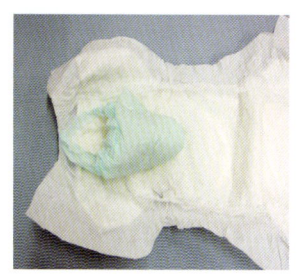

（男性用）陰茎を包み込むようにあてる方法もある．ただし，陰茎が巻けない場合や包まれることによって不快感が増す場合がある．その場合は，女性用と同じようにあてる．

5 おむつ交換と陰部洗浄

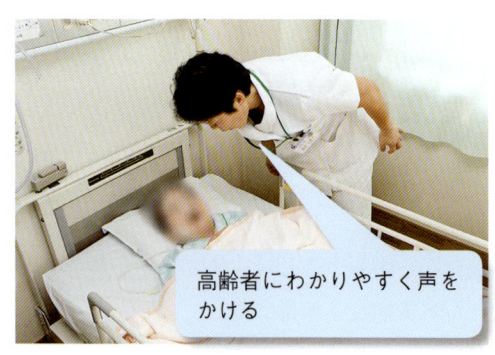

高齢者にわかりやすく声をかける

意思の疎通が困難な高齢者であっても，必ず声をかける．雰囲気を察知して，これから始まることを予期できる場合もある．

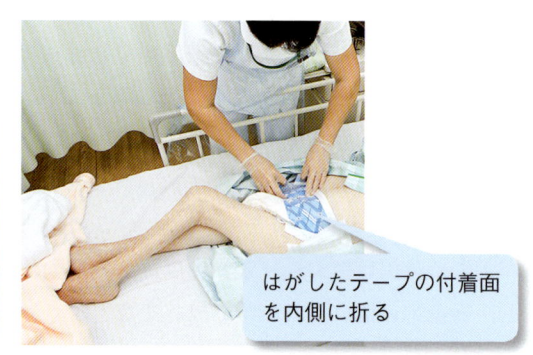

はがしたテープの付着面を内側に折る

おむつのテープの付着面が高齢者の皮膚を傷つけたり，寝衣などに張りついたりすることを防ぐ．

C O L U M N 「おむつを替えましょう」という声かけ

「おむつ」という言葉を不快に感じる高齢者もいるかもしれない．もちろん，直接言うほうがよく伝わる場合もあるが，「お下をきれいにしましょう」などの言葉を選ぶ配慮も必要である．また，何も声をかけられずにケアを進められることは，高齢者の不安につながるが，逐一声をかけられることで逆に不快と感じる場合もあるかもしれない．さりげなく，排泄に関係のない話題を取り入れたり，会話をしながら行うこともよい．排泄物について驚きの声をあげたり，困った，大変だ，という表現をすることは，高齢者の自尊心を傷つけることにつながる．

●高齢者の皮膚を刺激しないように，使用済みの尿とりパッドを取り除く．高齢者自身が腰部を挙上できる場合は，挙上してもらう．挙上できない場合は，側臥位になってもらい取り除く．

●尿とりパッドを引き抜く時は引っ張らない．おむつ内の皮膚は浸軟しており，引っ張ることで摩擦とずれが生じ，表皮剥離するおそれがある．

●便の排泄がある場合は，トイレットペーパーなどを用いて洗浄の前に必ず除去する．皮膚にこびりついてしまった場合は，お湯で絞ったガーゼをあてて，柔らかくしてから取り除くと取れやすい．こすらないようにし，皮膚のたるみの間も広げて，清拭する．

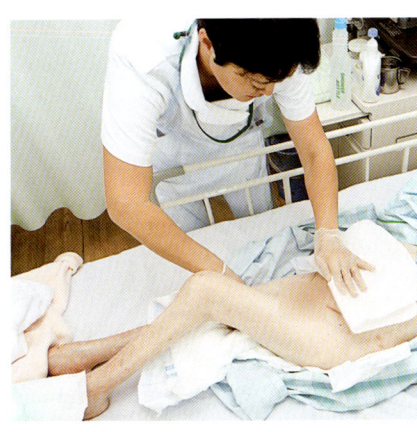

寝衣や寝具を汚染しないようタオルで周囲を覆う．

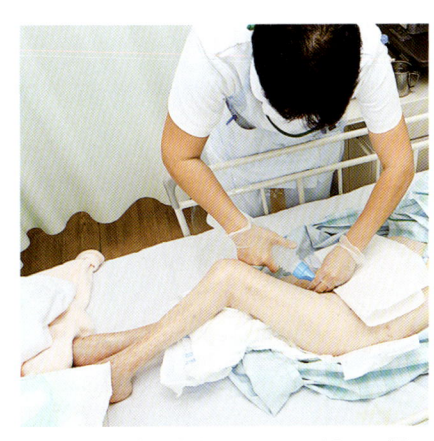

脂肪のつき方，鼠径のラインに沿って湯の流れを予測しながら軽く流す．湯加減は，手袋をしているとわかりにくい．必ず，湯を前腕の内側にかけて，湯加減を確認する．

【洗浄の際の注意点】

●加齢に伴い，皮膚がたるみ，汚れが溜まりやすくなる．とくに排便後は，しわの間に便が入り込むため，しわを広げて丁寧に取り除く．

●男性は，亀頭部，包皮の内側，陰茎，陰嚢を，しわを伸ばしながら洗浄する．とくに，包皮の内側や陰嚢の裏側には，汚れがたまりやすく，発赤などの皮膚障害や感染が起こりやすい（図1, 2）．

●女性は，大陰唇を開き，中央と両側を前から後ろへ向けて洗浄する（図3）．

●男性，女性ともにデリケートな場所であるので，強くこすらず，泡でやさしく洗って流し，しっかりと水分を吸収する．

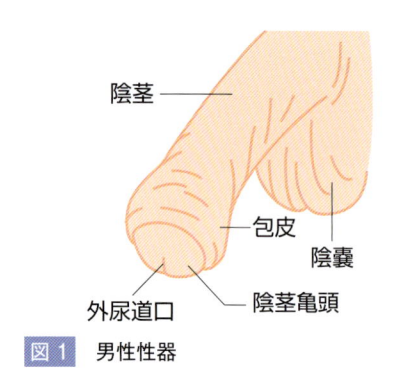

図1　男性性器

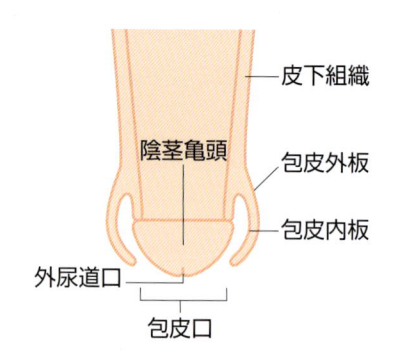

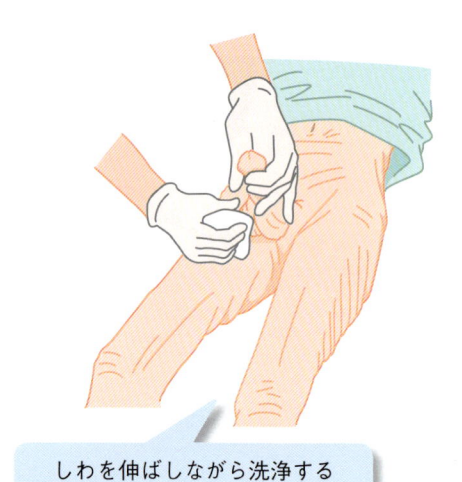

しわを伸ばしながら洗浄する

陰嚢の裏側も洗浄し，しっかりと水分を拭き取る

図2　男性の陰部洗浄

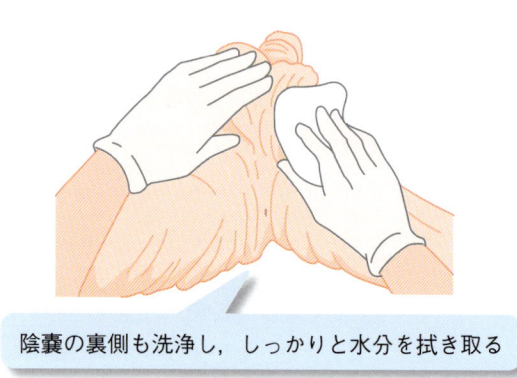

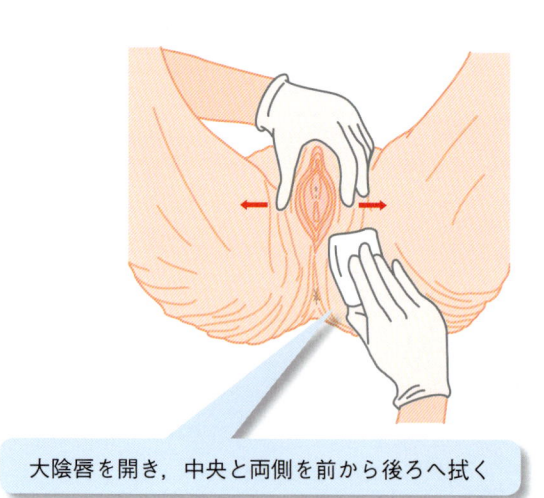

大陰唇を開き，中央と両側を前から後ろへ拭く

図3　女性の陰部洗浄

●陰部洗浄の流し方とおむつの交換

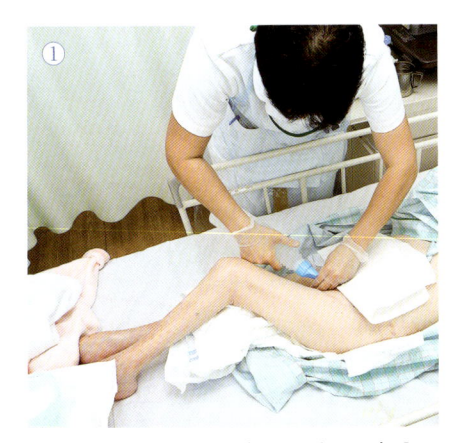

おむつの吸水量を意識しながら，十分に流す．石けん，水分が残っていることで，皮膚障害の原因となる．

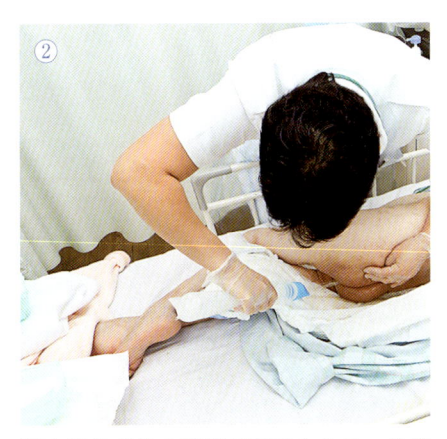

褥瘡好発部位の観察が可能となる．処置が必要な場合は，洗浄後に行う．

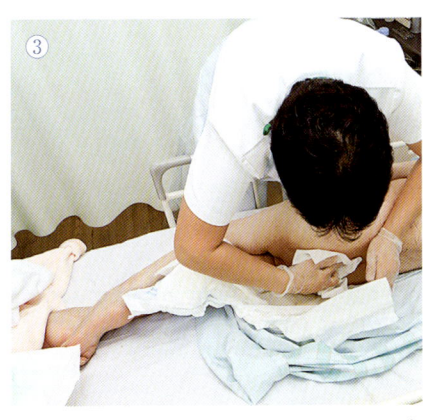

たるんだ皮膚を伸ばし，抑えるように水分を拭き取る．

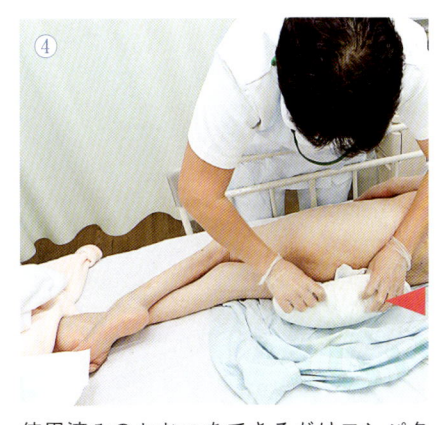

使用済みのおむつをできるだけコンパクトに，汚染した部位が外に触れないように丸める．

Point ▶▶

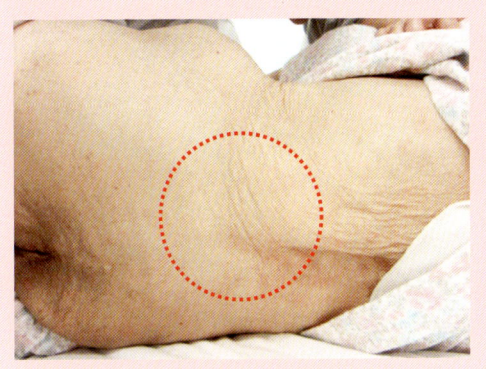

側臥位になった状態では，皮膚がたるみ，しわが多く見られる．

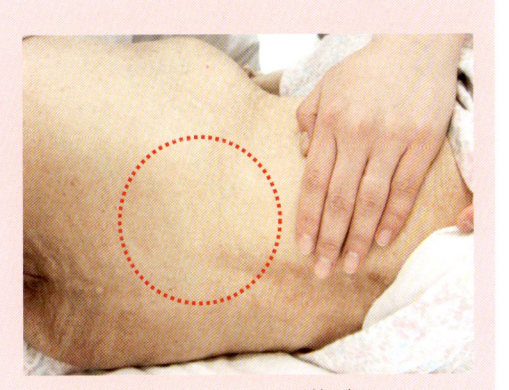

やさしく伸ばすことでしわが伸びる．

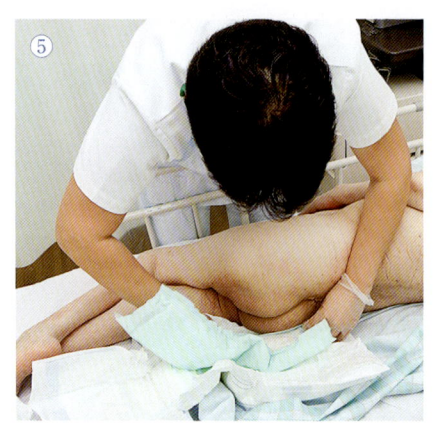

⑤ 新しいおむつを半分内側に丸め込んで，身体の下に敷き込むように入れる．

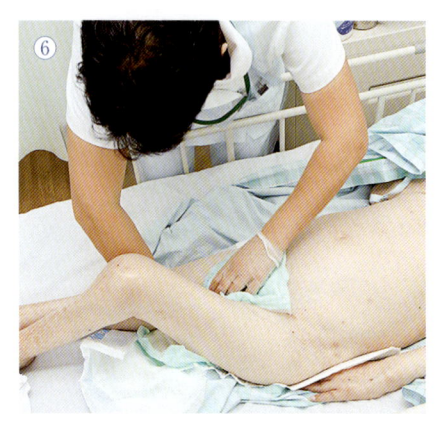

⑥ パッドの吸収面と皮膚の間にすき間がないようにあてる．

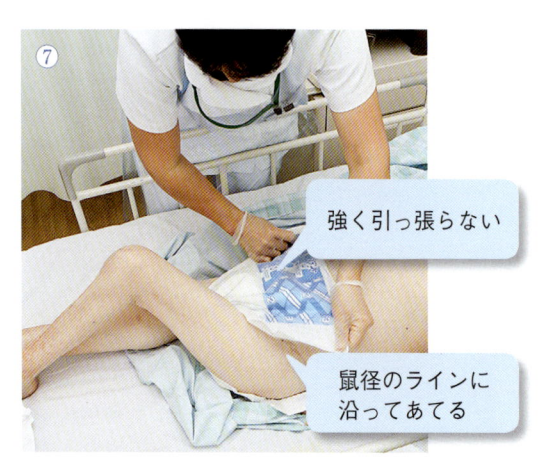

強く引っ張らない

鼠径のラインに沿ってあてる

⑦ 横漏れを防ぐために，外側のおむつのギャザーを立て，内側のパッドが中に入っていることを確かめる．おむつを強く引っ張ると破れることがある．

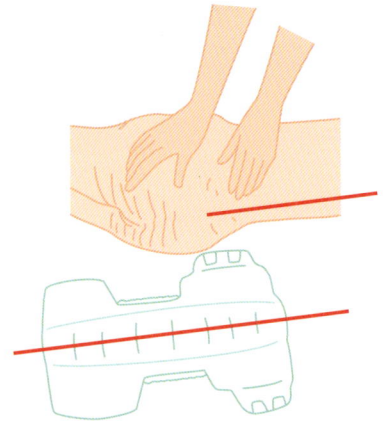

おむつの上端が腸骨を覆うよう位置を調整する．テープのあるほうが背中側である．背骨のラインとおむつの中心をそろえる．

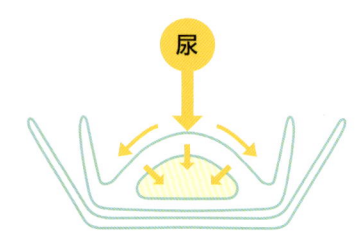

尿

パッドを尿道口に接する「山型あて」が基本である．高齢者の尿は勢いがなく，ちょろちょろと流れるため，吸収体と尿道口の間にすき間があると，吸収体に届く前に身体を伝って漏れやすくなる．

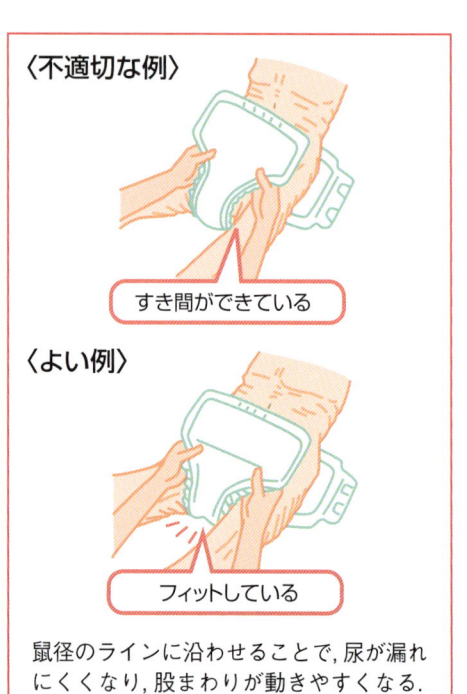

〈不適切な例〉

すき間ができている

〈よい例〉

フィットしている

鼠径のラインに沿わせることで，尿が漏れにくくなり，股まわりが動きやすくなる．

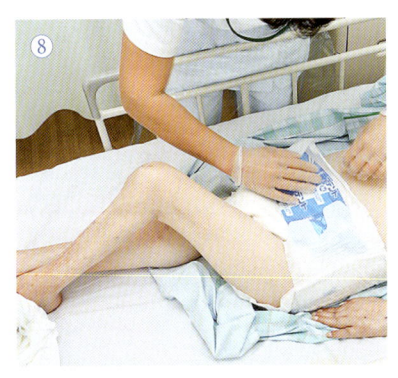

指1本程度のゆとりをもってテープを留める．ゆるいと背中から漏れる原因となる．

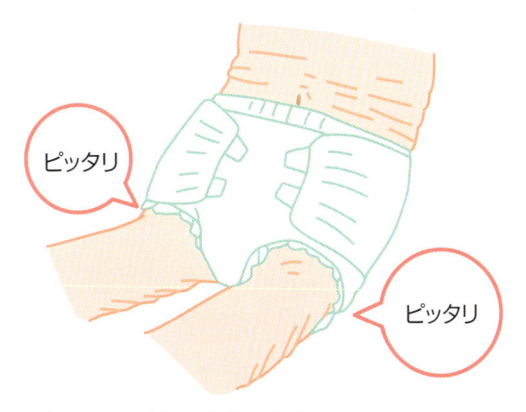

ピッタリ

ピッタリ

上側のテープを下向きに留める．下側テープを上向きに留める．

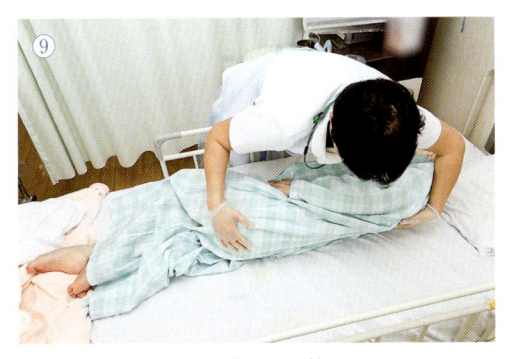

しわにならないように衣服を整える．

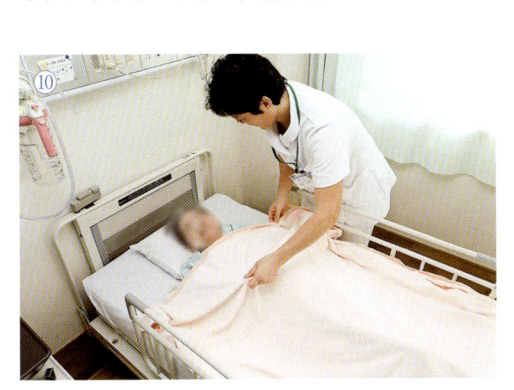

不具合や痛みが生じている箇所がないか確認する．意思疎通が困難であってもおむつ交換によって，爽快感が得られたかを確認する．高齢者に世話をしてもらって申し訳ないといった気分，心地よさよりも不快な様子が見られた場合は，気分を変えられるようにする．

ワンポイントアドバイス

おむつのあて方の悪い例

- ・脚まわりにすき間がある
- ・ギャザーが内側に折り込まれている
- ・おむつが曲がっていて，テープの留め位置が左右対称ではない
- ・おむつがずり落ちている
- ・肌着がはさまっている
- ・おむつにしわがある

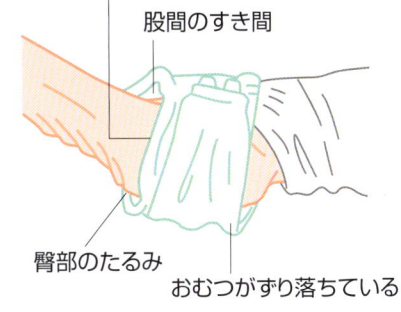

留め位置が左右対称でない

おむつにしわがよっている

肌着がはさまっている

ギャザーが内側に折り込まれている

股間のすき間

臀部のたるみ

おむつがずり落ちている

【拘縮のある高齢者の援助の際の注意点】

● 「関節拘縮」「骨粗鬆症」の状態について，把握しておく．

● 関節拘縮のある部位を動かす時は，広く支えながら，ゆっくり力を加える．

● 緊張して力が入り関節が開かないだけのこともあるため，身体をさすったりしながら，緊張が緩むようにゆっくりと声をかける．

● 安定した姿勢を保持することができない場合は，2人で援助する．円背などにより仰臥位の姿勢が困難な場合は，高齢者の安楽な姿勢で行う．

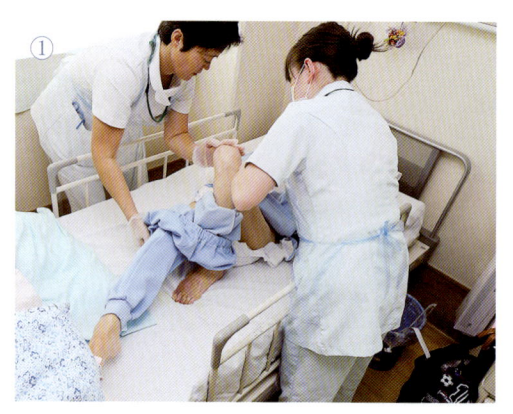

下肢に沿って，寝衣をおろす．

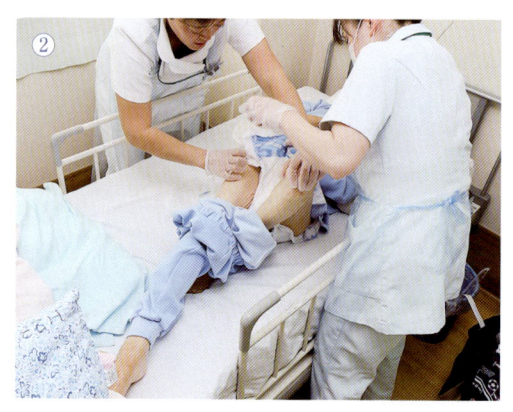

股関節をゆっくりと動かすことは，関節拘縮の予防につながる．

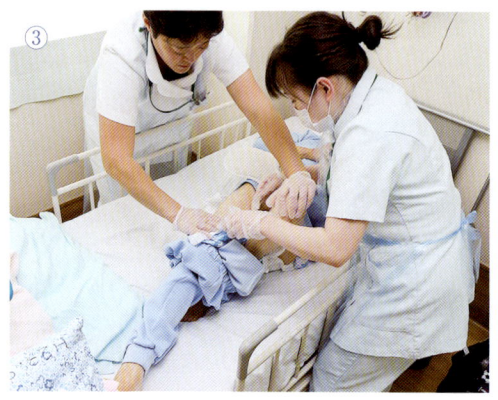

拘縮した下肢を支え，安定した姿勢を保持する．足の間から，尿とりパッドを挟み込む．

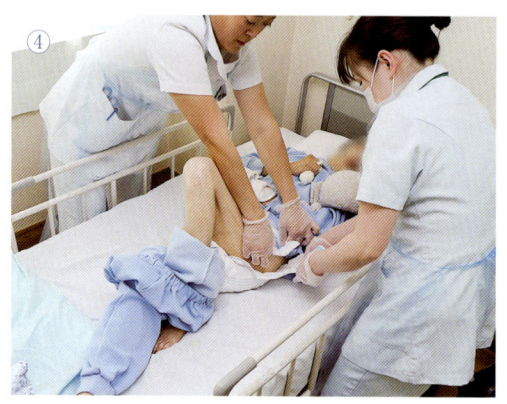

るい痩のために，身体とおむつの間にすき間があき漏れる場合は，尿とりパッドのあて方を工夫する．

⑤

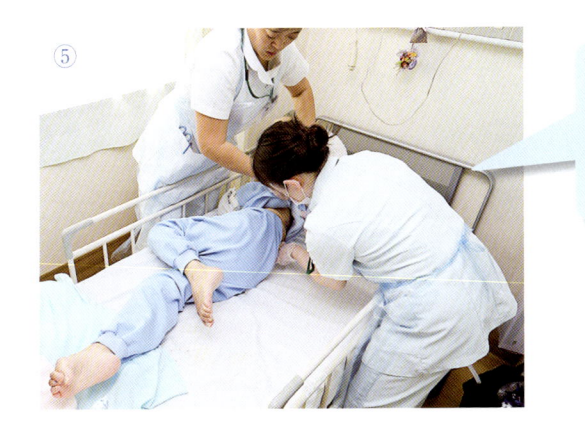

高齢者の向きやすい方向で、
寝衣を整える
＊この場合，右側臥位

6 後片付け

❶汚物は，施設のルールに従って破棄，洗浄する．

❷手袋，エプロンは高齢者ごとに交換する．

❸汚物が飛散しないように袋やバケツを使用して処理する．

❹手指を洗い，消毒する．室内でのおむつ交換が終了したら，換気扇を止める．

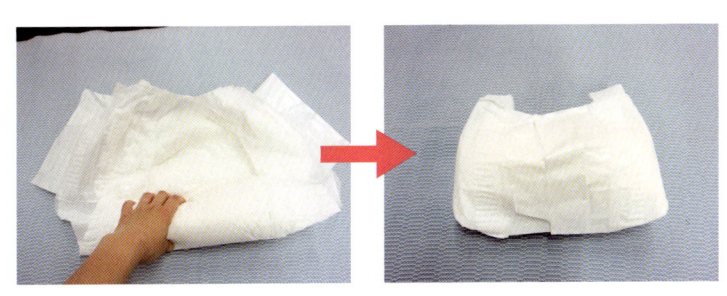

使用後の紙おむつは，丸めて，テープを使用して留めると周囲を汚染
せずに破棄できる．

Ⓒⓞⓛⓤⓜⓝ　おむつに手を入れてはいけないのか？

　おむつ内の温度，湿度が上昇すると，掻痒感が出やすくなる．そのため，おむつ内に手を入れて掻くこともある．このような行為は「おむついじり」といわれることもあるが，掻痒感を感じている高齢者にとっては，「痒いから掻く」という当たり前の行動である．このような場合は，皮膚が傷つかないように爪を短く切り，やすりで整えるほか，薄手の手袋の使用を検討する．ミトンを装着したり，手が入らないようにつなぎや浴衣を着せることは抑制にあたり，高齢者の自尊心を傷つける．高齢者の掻きたいという気持ちを理解し，掻痒感を軽減させることを考えよう．

V-2. トイレでのおむつ交換
パンツ型おむつ

ここでは，パンツ型おむつを使用している高齢者へのおむつ交換について解説する．

●看護援助のポイント

パンツ型おむつを使用している高齢者のおむつ交換を行う場合のポイントは，以下の5つがあげられる．

1) 高齢者の動きに合わせてゆっくりと行う．とくに下衣の上げ下げや，立ち上がる，座る，という動作を自分で行えるように見守る姿勢が大事である．また，動こうとしている高齢者を遮ることがないように動きを注意深く観察しながら援助する．

2) 高齢者の排泄パターンに合わせて援助が行われるように時間を調整する．

3) ゆっくりと排泄を待つ．トイレに座ってから排泄がみられるまで時間がかかることもあるため，落ち着いて排泄できるよう，安全に配慮したうえで，ひとりで過ごせるようにすることも必要である．

4) 高齢者が，手すりなどを使用して安定した立位を保てるように配慮する．とくにトイレの中は空間が十分にない状況で援助を行う場合もある．高齢者が，安全に立位をとれるよう準備が必要である．

5) 高齢者が協力できる内容を説明し，動きやすいように誘導することで保持している能力を活用できるようにする．排泄は日常生活行動であり，無理矢理行わせることにならないようにする．

●アセスメントのポイント

パンツ型おむつを使用している高齢者のおむつ交換の準備にあたって考慮する項目は，以下の3つである．

---

1) おむつ交換（排泄）のタイミング
　　→高齢者の排泄パターンの把握
2) 排泄の有無の予測，次のおむつ交換
　　→保清のための物品の選択
3) 安定した立位の保持の可否
　　→高齢者の保持している能力の活用，安全の保持

● **物品の選択**

パンツ型おむつを使用している高齢者のおむつ交換を行う場合の物品の選択の視点は，次の3つがあげられる．

> 1）使用目的
> 2）皮膚状態
> 3）サイズ
>
> ＊温水洗浄便座やシャワーボトルを用いて陰部洗浄を行うことも可能である．陰部洗浄の方法については p.94～99 を参照．

● **必要物品**

> ・おむつ
> ・尿とりパッド
> ・ディスポーザブル手袋
> ・ディスポーザブルエプロン
>
> ＊いずれも必要に応じて用意する．

看護援助のプロセス

1 事前確認

基本的には，高齢者の尿意，便意に合わせた援助となるが，感覚が明瞭ではない場合は，高齢者が気持ちよく援助を受け入れられるタイミングをとらえる．

2 物品の準備・点検

高齢者の状態をふまえて，適切なおむつ，洗浄用品を選択する．

3 環境を整える

❶換気扇をつけ，扉を閉める
❷手の届く位置に物品を配置する．看護師がケア中に高齢者の身体から離れたり，無駄な動作になるのを防ぐために，使いやすい位置に物品を配置する．高齢者の立ち位置と看護師の立ち位置を確保する．

4 おむつの準備

❶テープ型おむつと同様（p.93〜94 参照）に，パンツ型おむつも事前の準備が重要である．一度おむつを広げて，包装時の折れ目を伸ばし，ギャザーを立てる．

❷必要に応じて尿とりパッドも準備する（p.88 参照）．尿とりパッドのみを交換する場合は，高齢者がトイレに座った際に取り除き，新しい尿とりパッドと交換する．

＊観察項目，感染予防については，p.91〜92 参照.

5 トイレでの排泄─パンツ型おむつの交換

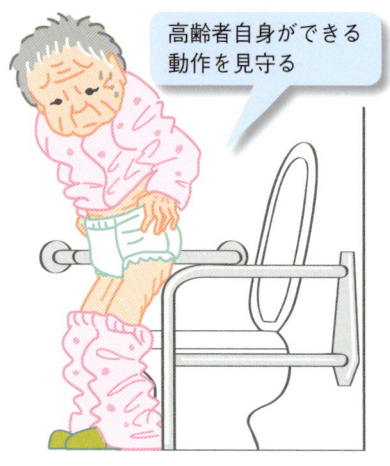

高齢者自身ができる動作を見守る

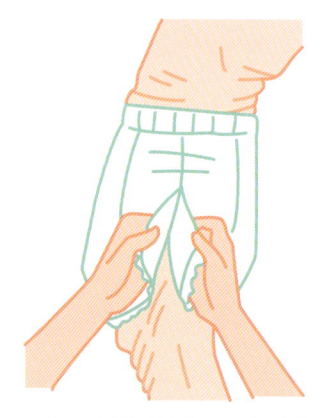

安定した姿勢で，下衣の上げ下げができるように立ち位置を確認し，手すりを活用する.

おむつの側面部分のつなぎ目を下から破る．排泄物の状況によっては，上から破ることもある.

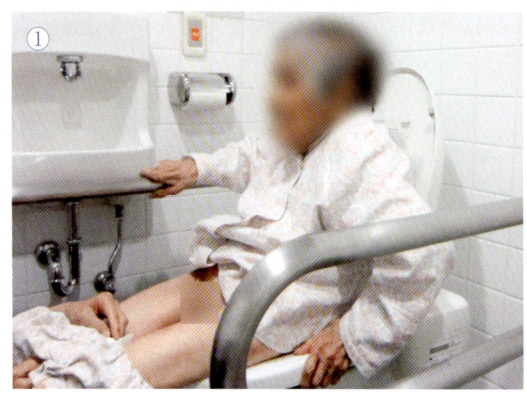

① トイレの便座に深く腰かける.

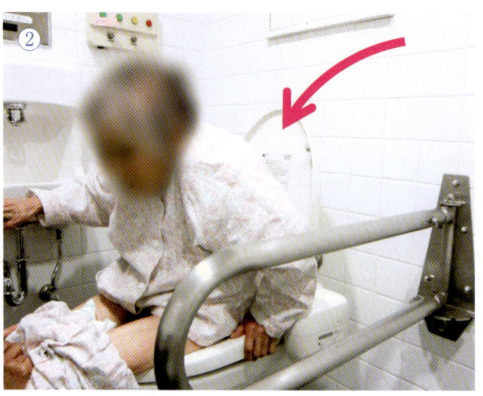

② できるだけ前かがみになる．前かがみになることで，腹圧がかけやすくなり，排泄が容易になる.

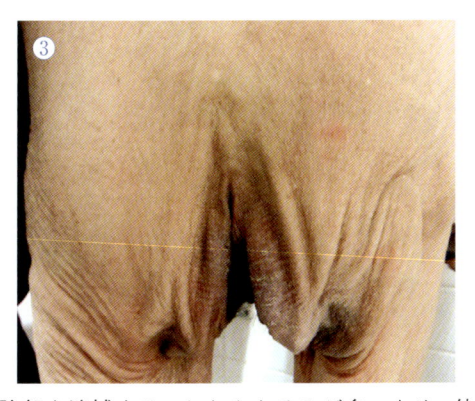

陰部を清拭する．しわやたるみが多いため，伸ばしながら，しっかり拭く（写真は高齢者の臀部の例）．

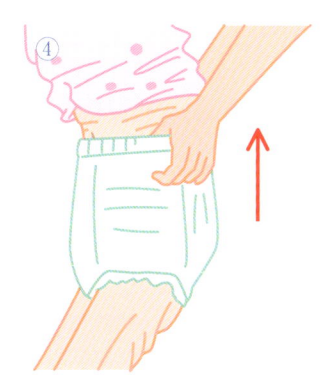

肌着を挟み込まないように注意する．ウエスト位置までしっかり引き上げる．おむつの前は上がっていても，後ろがウエストまで上がっていない場合があるので注意する．

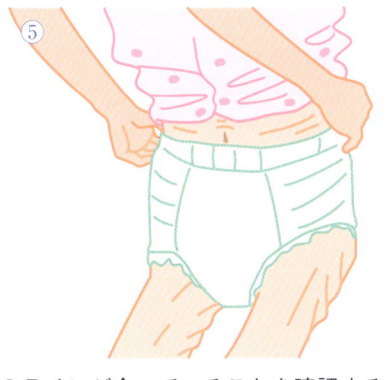

鼠径のラインが合っていることを確認する．おむつの吸収体部分が股部にあたっていることを確認する．

7 後片付け

　汚物は，施設のルールに従って破棄，洗浄する．手袋，エプロンは高齢者ごとに交換する．汚物が飛散しないように袋やバケツを使用して処理する．手指を洗い，消毒する（p.102参照）．

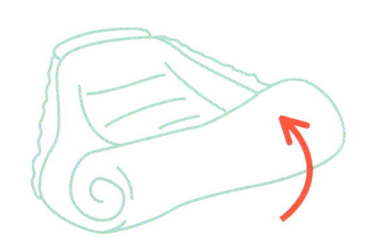

C O L U M N　　ポータブルトイレの設置

　高齢者の移動動作に不安があり，室内にポータブルトイレを設置していることがある．ポータブルトイレ設置の理由には，高齢者がトイレまでひとりで行けない，歩いて行くのが大変である，などさまざまな理由が考えられる．しかし，それが本当に高齢者のためなのか考えてみよう．ポータブルトイレ設置の理由が看護師のためになっていないだろうか？日中は，看護師がトイレまでの移動を補助することでトイレで排泄できるようにならないだろうか？できるだけ排泄はトイレでできるように考える必要がある．

第7章

高齢者がやすらぐ 清潔の看護

Ⅰ.看護援助の意義

　身体を清潔に保つことは，皮膚・粘膜の機能の維持，血液循環の促進，感染予防といった身体的意義のみならず，爽快感や気分転換，意欲の向上といった心理的意義，さらに積極的な社会参加，対人関係の促進へつながるといった社会的意義がある．

　しかし，加齢および疾病に伴い，身体機能の低下や意欲の低下などにより，高齢者では自立して清潔を保つことが困難になることが多くなる．そのうえ，加齢に伴う皮膚機能の低下により，乾燥や搔痒感を生じやすく，感染などの皮膚トラブルが生じやすい状態にある．これらのリスクを最小限にし，心地よく穏やかな生活を持続できるよう，看護援助が求められる．

　個々の人間には，文化的背景をもち成長発達とともに習慣化された清潔行動がある．看護師は，高齢者個人の長年なじんできた清潔行動様式に関心を寄せ，尊重する態度が必要となる．さらに，看護師は，高齢者の病態や身体機能を考慮して行う高度な判断を基盤に，高齢者が満足感を得られるよう，個別性に応じた清潔保持方法を創意工夫しながら実践することが求められる．

Ⅱ.気をつけたい状況

❶看護師側の都合を優先し，高齢者ができることが発揮されていない方法を選択する

　洗面所で手洗いができるのにベッド上で手浴をしたり，車椅子で浴室に行けるのにベッド上で足浴したり，看護師側の都合で清潔にする方法を選ぶと，高齢者ができることを制限してしまう．

❷しわや脆弱な皮膚が考慮されていない

　脆弱な皮膚に対して織目の粗いナイロン製の布でゴシゴシ洗ったり拭いたりすると負担がかかる．しわの向きを考慮せずに保湿剤を塗布すると，皮膚全体に行き渡らず十分な保湿効果が得られない．テープ類をはがす際，上向きに引っ張ることで皮膚を損傷してしまう（**イラスト1**）．

イラスト1

テープ類は反転させて表皮面と
平行方向に引く

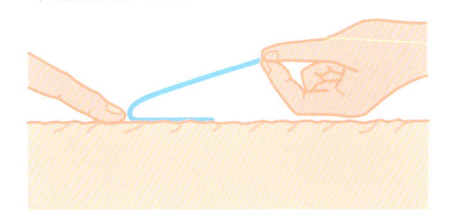

テープ類は上方向に
引っ張らない

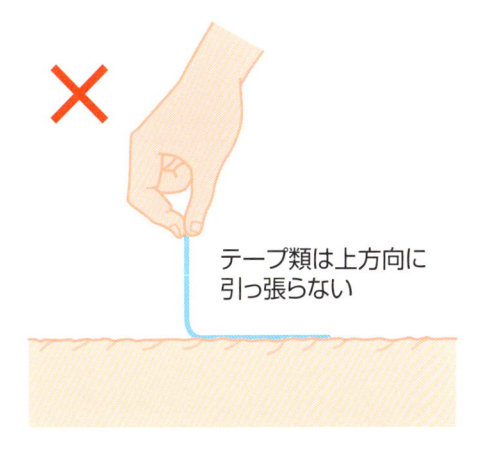

❸目が届いていない

　関節の拘縮や変形などのために皮膚が密着している部分や見えにくい部分は，観察がおろそかになりがちになる（**図1～2**）．

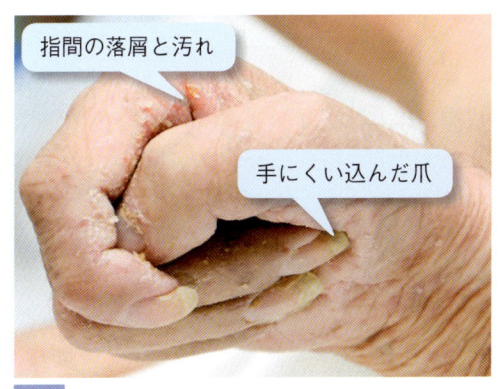

指間の落屑と汚れ

手にくい込んだ爪

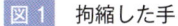
図1　拘縮した手

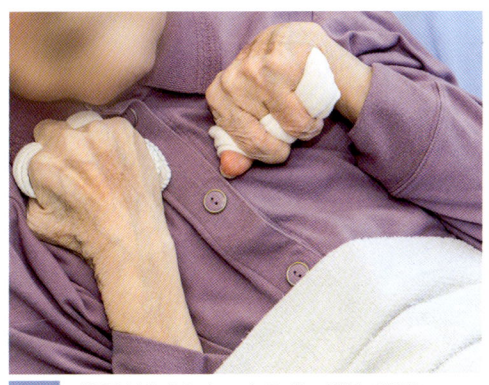
図2　指間が密着しないようガーゼ類で保護

❹流れ作業のように看護師側のペースで援助を進める

　効率性を重視するあまり，更衣を担当する看護師，洗体・洗髪を担当する看護師，ドライヤーをかける看護師などのように複数の人が,それぞれ看護師側のペースで援助をしてしまうと，高齢者にとっては疲労感が大きくなり，満足感が少なくなってしまう．

Ⅲ.看護援助の基本

❶高齢者の皮膚の特徴をふまえる

　高齢者の皮膚にはさまざまな変化が生じる．皮脂分泌の低下や角質細胞間脂質といった保湿成分の減少により皮膚が乾燥しやすい（**図3，4**）．

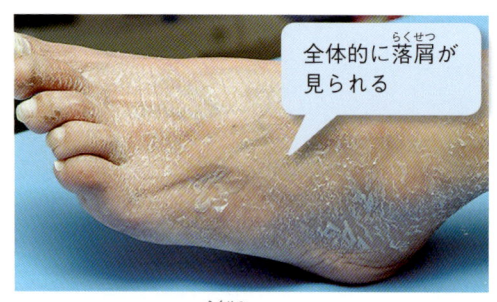
> 全体的に落屑が
> 見られる

図3　足部の皮膚の落屑

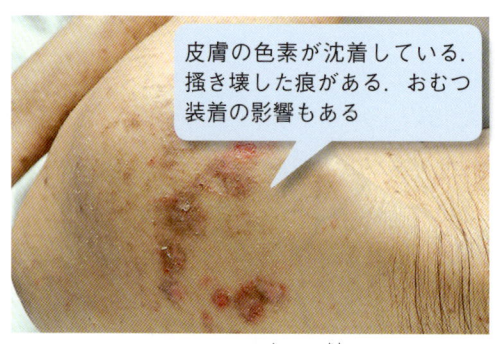
> 皮膚の色素が沈着している．
> 掻き壊した痕がある．おむつ
> 装着の影響もある

図4　骨盤部の皮膚を爪で掻いた痕

　真皮の膠原線維の減少や弾力線維の変性により皮膚の弾力性が低下し，しわやたるみを生じる．表皮と真皮の接合部が薄く平坦になり外力が加わることで損傷しやすくなるため，必要に応じてアームカバーなどで皮膚を保護する（**図5，6**）．

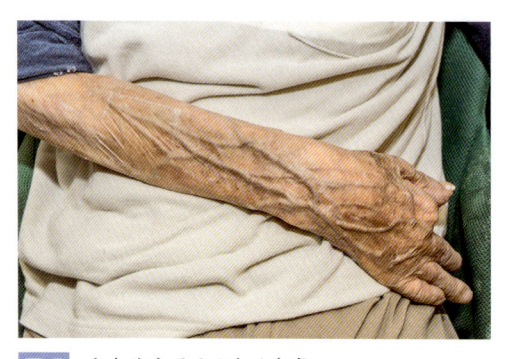

図5　しわやたるみのある皮膚

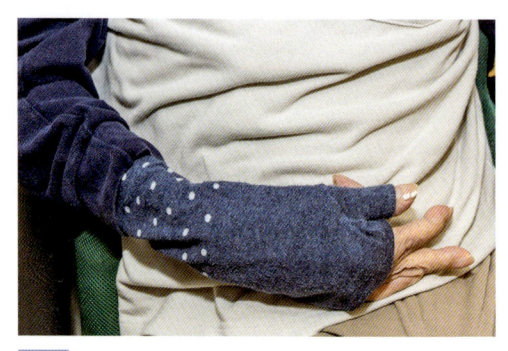

図6　アームカバー装着

　また表皮のターンオーバーの期間が遷延する．感覚閾値が上昇し，痛覚や温覚を感じにくくなるため，熱傷には十分注意する．

　高齢者の爪は，毛細血管の減少により血液供給量が減少するため，肥厚し脆くなる．縦に線条の溝ができ，割れやすくなる．また，爪白癬に感染した爪は肥厚，混濁し，さらに脆弱化する（**図7，8**）．

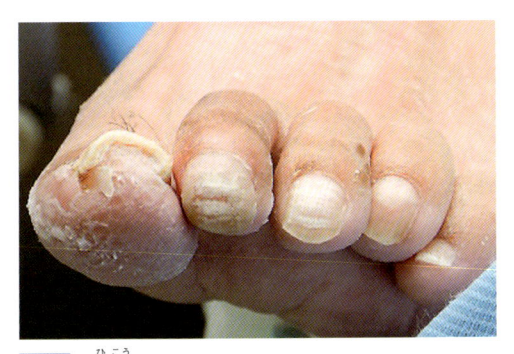

図7 肥厚した足の爪

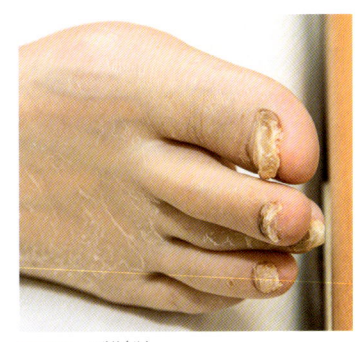

図8 爪白癬のある足の爪

❷高齢者の循環機能や体液調節機能の低下をふまえる

　加齢に伴う身体機能の低下により清潔保持動作が緩慢になり，それまで不自由を感じていなかったことがおっくうに感じられることもある．しかし，入浴を楽しみにしている高齢者も多く，入浴によるさまざまな効果が期待できる．一方で，高齢者の循環動態に与える影響は大きい．とくに血圧調整予備能の低下している高齢者にとって，脱衣所，浴室，浴槽の急激な温度変化により血圧が大幅に変動することで生じるヒートショックには十分留意する必要がある．

Point ▶▶

入浴時にとくに留意すべきポイント
温熱刺激：末梢血管拡張が臓器の虚血を生じさせることがある．
静水圧作用：お湯につかると静水圧がかかり静脈還流が増加し血圧および心拍出量が増加する．浴槽から出て急に静水圧がなくなると，心拍出量が減少し立ちくらみを生じることがある．肩までお湯につかると横隔膜と胸郭が圧迫され胸郭の拡張が不十分となる．
浮力：体位が不安定となり転倒の危険性が高まる．

　また，一般的に高齢者は，心機能の低下や体液調節機能の低下，組織圧の低下，運動量の低下などにより浮腫を生じやすい（図9）．浮腫のなかには，慢性心不全の増悪のように全身管理を要する場合があるため注意が必要である．浮腫が生じている皮膚は傷つきやすく，局所をよく観察し，愛護的に対応する．

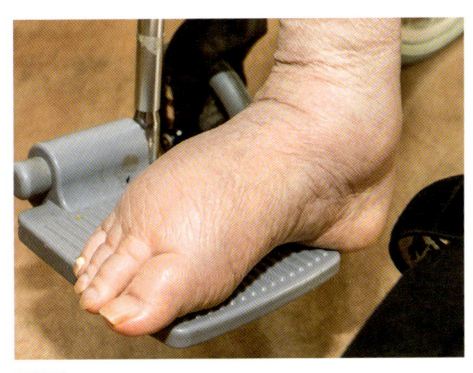

図9 浮腫のある足

❸高齢者の生活の活性化につながる清潔ケア

　心地よさを目指したケアは単に苦痛が緩和されることを意味するのではない．心地よい状態でいられることが，病気・治療を受け入れることや回復をもたらすこと，自分を取り戻すこと，社会参加の促進につながることが示唆されている．

IV. 入浴できない高齢者の熱布貼用を取り入れた清拭（熱布清拭）

　ベッド上で行う清拭のうち，熱布を使って入浴しているような気持ちよい温熱効果が得られる清拭を熱布清拭という．

●看護援助のポイント

1）高齢者の疲労を最小限に抑え，15 分程度で手際よく行う．

2）高齢者が楽に安定した姿勢を保てるようにする．

　自力で側臥位が保持できない場合には，姿勢を支えながら清拭を実施するため，高齢者の身体状態に合わせて看護師 2 名で実施する，あるいは枕やクッションを用いて高齢者にとって安楽な姿勢で実施する工夫が必要である（図10, 11）．

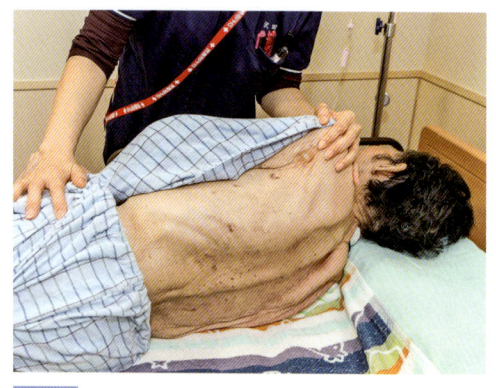

図 10　安定した体位を保つ

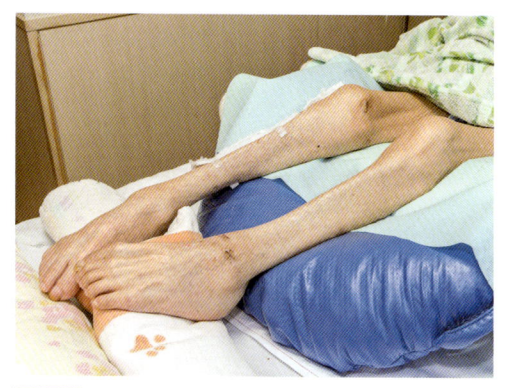

図 11　クッションを用いた体位の工夫

3）表面皮膚温の低下を防ぐ．

　蒸しタオル清拭や温湯清拭のみ実施した場合よりも，熱布清拭後は皮膚表面温度が上昇することが報告されている．しかし，高齢者は体温調節機能が低下しているため，不必要な露出は避け保温に努める．

4) 温熱効果とマッサージにより，心地よい刺激や腸蠕動を促進する効果の他，関節可動域の自動・他動運動の機会ともなる（図12，13）．

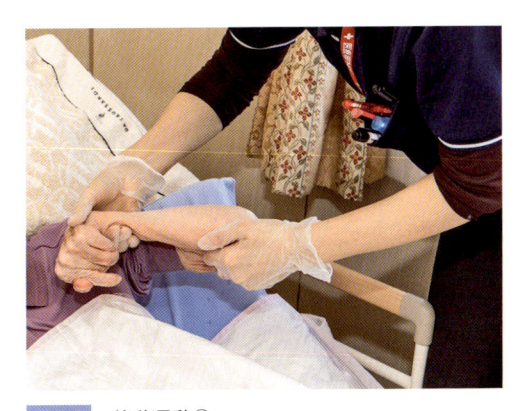

図 12　他動運動①

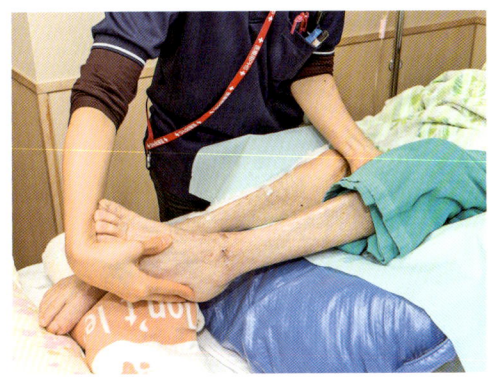

図 13　他動運動②

5) 温覚の低下があるため，熱傷を生じないよう，温湯やタオルの温度には十分注意する．

●アセスメントのポイント

熱布清拭を行う際は，以下の点をアセスメントする．

> 1) 高齢者自身が実施できること，実施しようとする動作はないか
> 2) 爽快感が得られ，リラックスできているか
> 3) バイタルサインの変動
> 4) 疲労感や倦怠感
> 5) 全身の皮膚の状態や皮膚損傷・掻把痕<ruby>掻<rt>そう</rt></ruby><ruby>把<rt>は</rt></ruby><ruby>痕<rt>こん</rt></ruby>
> 6) 関節の可動性，運動時の疼痛の有無

●必要物品

> - バスタオル
> - 蒸しタオルあるいはベースン（湯温50〜55℃）と清拭用タオル
> - 乾いたタオル（押し拭き用）
> - 寝衣
> - 下着
> - 処置用シーツ
>
> - ピッチャー
> - 湯温計
> - 石けん
> - 保湿剤
>
> （必要時）
> - 陰部洗浄用物品

高齢者の清潔を保持する援助として清拭を適用する場合，疲労しやすい身体状態であることが予測される．そこで，身体への負担を最小限にして実施するためには，準備や実施している最中にタオルの温度が下がらないよう，また途中で物品が不足しないよう必要物品の準備を念入りに行う．蒸しタオルを使用する場合は，保温バッグに入れて温度の低下を防ぐ．お湯を使用して2名で実施する場合，60℃くらいの熱めの温湯を準備し厚手のゴム手袋を装着した介助者にタオルを絞ってもらうなどの工夫をするとよい．

看護援助のプロセス

1 高齢者に説明し同意を得た後，一般的な全身清拭の手順に則り実施する

2 清拭を行う

❶しわが多い高齢者の皮膚の特徴をふまえて清拭する（①②）．

❷背部・胸部や四肢を清拭する際，温かいタオルを広げて貼付する（③④）．

❸その上から乾いたタオルで覆い，蒸すようにして温める．7秒間の貼付でも皮膚表面温度を上昇させる効果があることが報告されているが，7秒～5分程度で高齢者が心地よさを感じていられる時間で貼付する（⑤）．

❹その際，マッサージを取り入れても心地よい刺激となる．

❺乾いたタオルで押さえるようにして水分を拭き取る（⑥）．

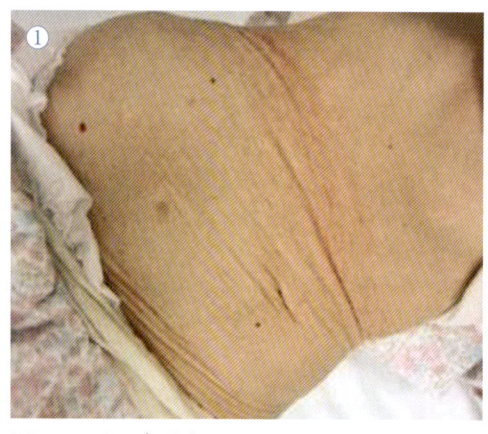

ぽってりとした腹部としわ

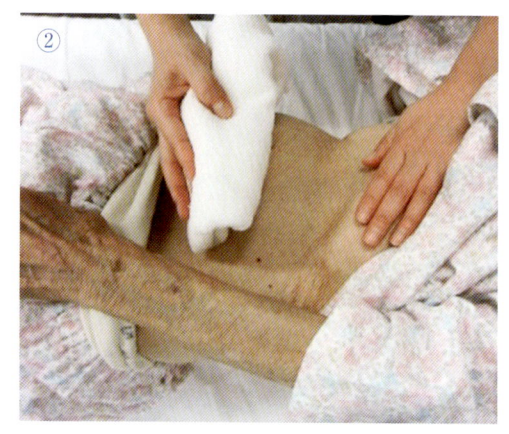

皮膚をやさしく手で伸ばしながら拭く

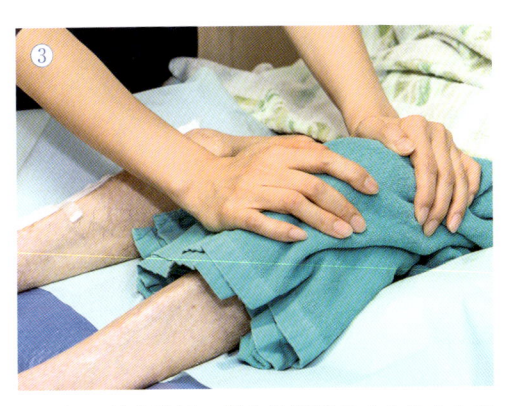

膝関節の熱布清拭の場合膝関節をくるむように
して保温する

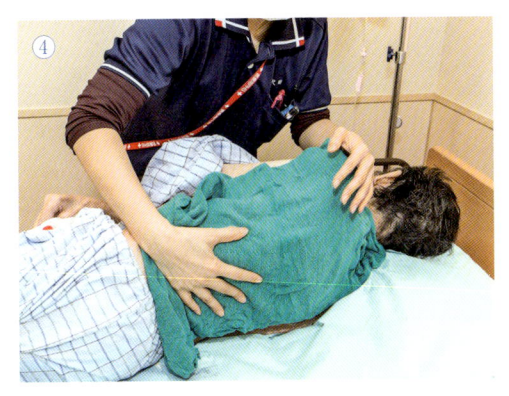

温かいタオルで背部を覆う

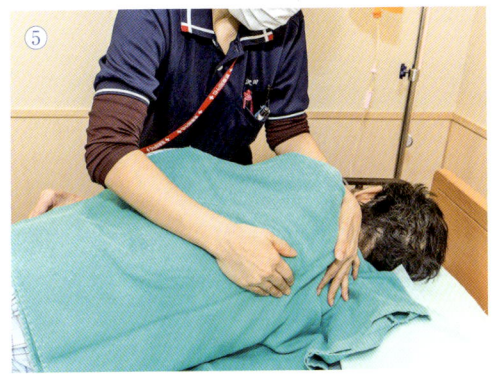

その上から乾いたタオルで覆い保温する．マッ
サージを取り入れると心地よい

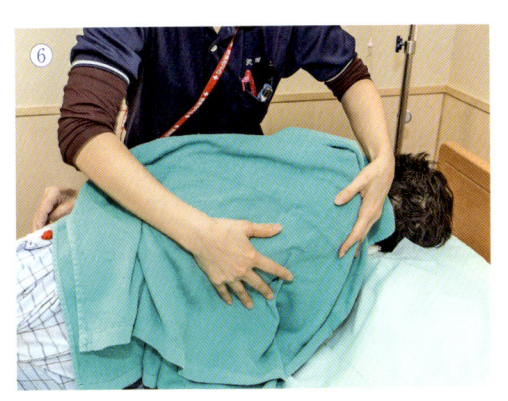

乾いたタオルで押さえるように水分を拭き取る

3 保湿剤を塗布する

しわをのばし，しわの走行に沿って塗布
する（⑦）．

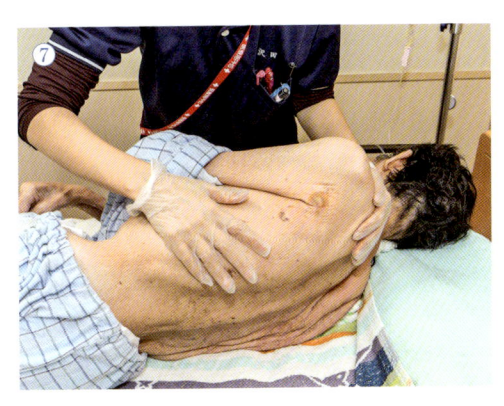

保湿剤の塗布

4 安楽な体位を整える

高齢者の希望を確認しながら，高齢者の安楽な体位とし，リネンを整え，ナースコールを高齢者が使えるように整え退室する．

5 後片付け

6 観察・記録

❶皮膚の状態（乾燥，落屑（らくせつ），発疹，掻痒感（そうようかん），褥瘡，掻把痕（そうはこん）など）
❷高齢者の言動（爽快感，満足感，掻痒感（そうようかん），疲労感など）
❸処置内容（皮膚保護材貼付，軟膏塗布など）

V.ベッド上での洗髪（吸水シーツや吸水パッドを使用した洗髪）

体位変換に制限のある高齢者や頸部の安静が必要な高齢者が入浴できない時に爽快感を得ることを目的にベッド上での洗髪を実施する．

●看護援助のポイント

1) 皮脂を過剰に除去しないために，弱酸性のシャンプーを使用する．また一度に複数回の洗浄を避けることが望ましい．
2) 洗髪の湯が熱すぎたり，ぬるすぎたりせず，40℃前後を目安に，高齢者の好みに応じて調節する．
3) 頭皮・頭髪の水分が残っていると，気化熱で皮膚温が低下しやすいため，水分を十分に拭き取り，乾かす．
4) 頭皮・頭髪の汚れが取れ，爽快感が保たれたことを高齢者と共有する．

● アセスメントのポイント

ベッド上での洗髪を行う場合の主なアセスメント項目には，以下の3つがあげられる.

1) バイタルサインおよび全身状態が安定しているか
2) 頭皮に創傷や湿疹がないか
3) 頭頸部の可動性はどうか
4) 疼痛などがないか

● 必要物品

ベッド上で洗髪を行う場合の必要物品は，以下のとおりである.

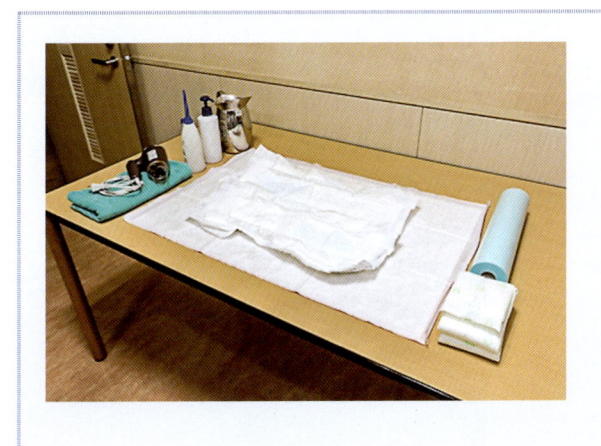

- シャンプー
- コンディショナー（必要時）
- 防水シーツ
- 吸水シーツや吸水パッド（おむつを代用してもよい）
- シャワーボトル
- ピッチャー
- バスタオル
- ドライヤー
- ディスポーザブル手袋（高齢者の頭皮に傷がある場合，看護師の手に傷がある場合）

看護援助のプロセス

1 事前確認

高齢者に洗髪の目的と洗髪を行うことを説明し，高齢者が洗髪を行うことに同意し，認識できている.

❷ 環境の準備・点検

室温などの環境を整え，実施しやすいように物品配置，ベッドの位置や高さを調節する．

❸ ベッド上での洗髪の直接的な援助

❶高齢者の枕を取り除き，防水シーツや
バスタオル，吸水パッドを敷く（①）．

❷高齢者の体位が楽か，表情や筋肉の緊
張の程度なども観察し，確認する．

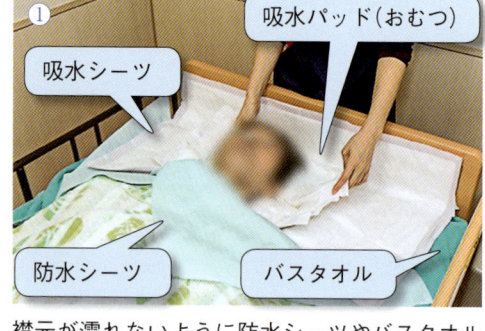

襟元が濡れないように防水シーツやバスタオル
で襟元を覆う．吸水パッドの大きさや枚数は，
高齢者の状況や環境に合わせて調節する．

❸湯温を確認し，少しずつ湯をかけて頭
部を十分すすぐ（②）．

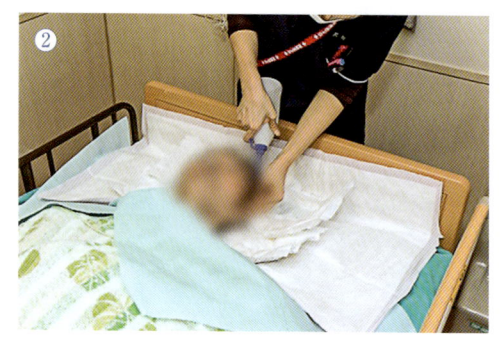

耳に湯が入らないようにする．可能な場合は自
分で耳をふさいでもらうなど，洗髪に協力して
もらう．

❹シャンプーを手にとり，よく泡立て，毛髪や頭皮を洗う（③④）.

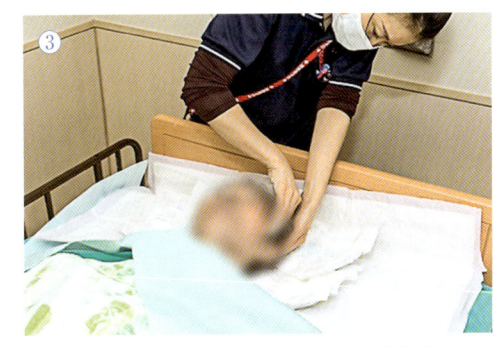

前頭部・頭頂部が汚れやすいのでよく洗う.

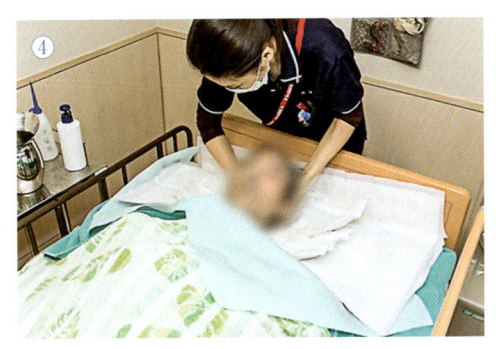

後ろのほうもよく洗う.

❺すすぎ残しがないよう頭髪および頭皮をよくすすぐ（⑤）.

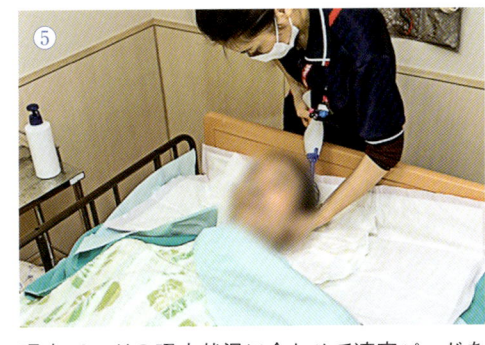

吸水パッドの吸水状況に合わせて適宜パッドを交換する.

❻吸水パッドや防水シーツを取り除き，バスタオルで水分を拭き取る（⑥）.

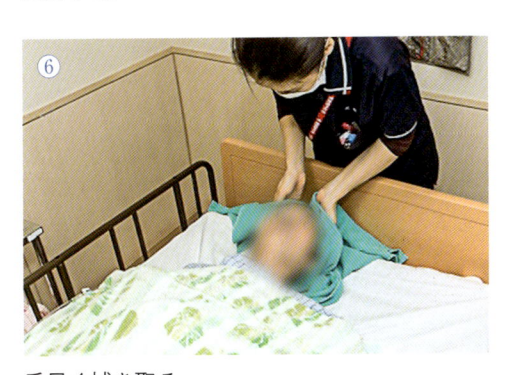

手早く拭き取る.

❼湿気が残らないよう，温風の温度に気をつけてドライヤーで乾かす（⑦）.

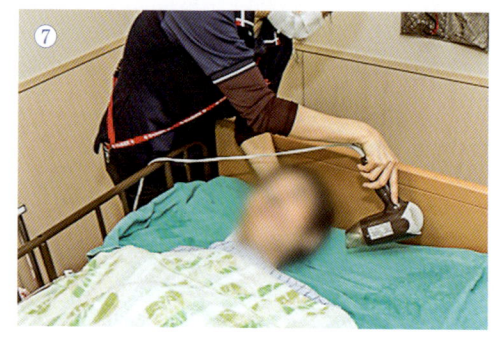

後ろの方もよく乾かす.

❽整髪し，枕を戻す（⑧）.

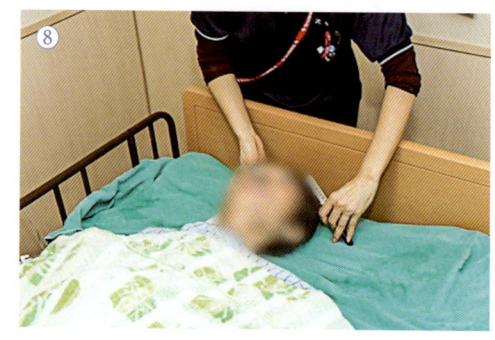

洗髪による爽快感を共有する.

4 後片付け

ベッドの位置や高さを調節し，実施前の環境に戻す.

VI.浴室での温浴・シャワー浴

　入浴に対し，ゆっくり湯船につかる温浴をイメージする人と，シャワーを浴びるのみで湯船に入らないシャワー浴をイメージする人がいる．入院中の入浴は病棟のシャワールームで行うことも多い.

　浴室での温浴やシャワー浴は，エネルギー消費量が多く，注意が必要な行為である．高齢者が熱い湯につかった場合，血圧の変化や皮膚の熱傷など，生命にかかわる事態に陥る可能性がある人がいることも十分に留意する．一方で，高齢者にとって温浴，シャワー浴は，心理・精神的な効果も得られ，楽しみな日課のひとつである.

1）バイタルサインや体調，睡眠状況，食事摂取，本人の意思などの情報から，入浴が可能かどうか判断する．

2）入浴によって，解放感や爽快感，精神的な満足感を得られるようにする．

3）高齢者が入浴を遠慮する場合には，高齢者なりの理由があるので，その理由を確認する．

4）共同浴槽を使用する場合は，入浴時の感染対策が必要である．高齢者の身体を石けんで洗って，お湯で流した後に，湯船につかるようにする．

5）個別浴槽の場合は，基本的に毎回お湯の入れ替えを行う．

●観察項目

1）バイタルサイン

2）皮膚の状態（感染，乾燥，出血，褥瘡や創傷の有無）

3）身体機能，姿勢の保持能力（着替えが可能か，歩けるか）

4）感染症の有無

5）入浴や清潔に関する長年の習慣や好み，意欲

●アセスメントのポイント

1）バイタルサインの値や体調などから入浴の可否を判断し，入浴方法を決定する．とくに高齢者の場合，入浴や急な温度変化による循環動態への影響を判断する．

2）皮膚の異常がある場合は，その原因をアセスメントし，改善と悪化予防のためのケア計画を立案する．

3）身体機能に応じて浴室前の移動方法や入浴方法を判断する．
　・普通の浴槽（家庭用）による入浴
　・機械浴（ストレッチャー使用，入浴用車椅子使用など）

4）入浴動作のなかでも高齢者自身でできる部分と介助を必要とする部分を判断し，介助方法を判断する．

5）高齢者が感染症を有する場合，感染症の特徴をふまえ，入浴の順番や方法，入浴後の消毒方法を判断する．

6）入浴が高齢者にとって心地よく満足感の得られるものとなるように，入浴や清潔に関する高齢者の長年の習慣を考慮し，可能な範囲でケア計画に取り入れる．

●必要物品

- ・更衣一式
- ・シャンプー
- ・リンス
- ・おむつ交換一式
- ・洗浄用タオル
- ・フェイスタオル
- ・バスタオル
- ・全身洗浄剤（石けん）
- ・保湿剤
- ・ドライヤー
- ・褥瘡・気管切開などの処置の必要がある場合は，必要な衛生材料一式
- ・入浴介助者の必要物品：入浴介助用エプロン，長靴，Ｔシャツ，短パン（またはジャージ）

看護援助のプロセス

1 物品の準備・点検

❶湯温の確認・調整
- ・湯温は少しぬるめの 38~41℃が望ましい.
- ・機械浴およびシャワー浴では，温度設定の数値を確認する.
- ・実際に腕を湯に入れたり，シャワーを出したりして温度を確認する.

❷浴室と脱衣所の温度調整
高齢者は体温調節機能や発汗機能が低下しているので注意する.
- ・浴室と脱衣所の温度差に十分配慮する.
- ・事前に脱衣所に暖房器具を設置して暖める.

❸浴室内の環境調整
- ・床が滑りやすい場合は，滑りにくい床材や滑り止めマットの使用を検討する.
- ・小さな段差による転倒の危険がないか確認する.
- ・浴槽の高さや段差などの環境を確認し，高齢者の転倒・転落を予防する環境調整を行う.
- ・自立を助けるために，高齢者の身体機能に合わせた自助具や設備の準備をする.

2 高齢者との清潔ケアの共有と同意

高齢者に清潔ケアを行うことを伝え，高齢者の意思や意欲を確認し，同意を得る.

3 温浴・シャワー浴の実施

❶ケアの際は，高齢者の表情や言動をよく観察し，異常の早期発見とともに高齢者にとって心地よく満足感の得られるものとなるよう援助する．高齢者のペースに合わせて見守りや介助をする．

❷脱衣は，高齢者が自分でできる部分は行ってもらい，必要な部分を介助する．

❸浴室へ移動する際は，高齢者の身体機能をアセスメントし，全てを介助するのではなく，できる部分は見守り，必要に応じて介助する（①）．

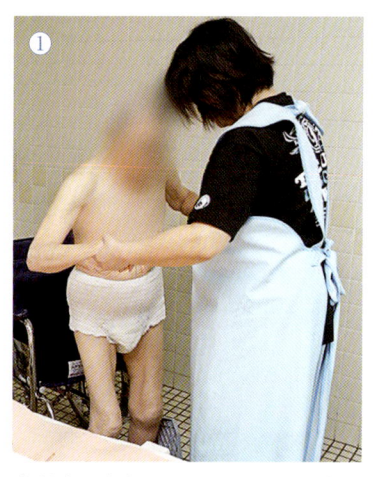

高齢者の負担とならないよう，高齢者のペースに合わせて援助する．

❹身体を洗う際は，高齢者ができるところは行ってもらい，見守る．皮膚のしわやたるみがあり十分に洗えていない部分や，洗うことが困難な部分を介助する（②〜④）．

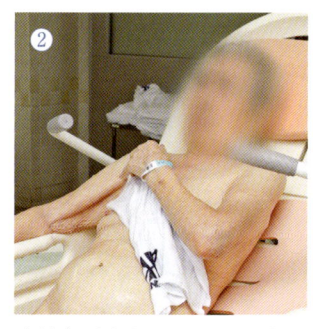
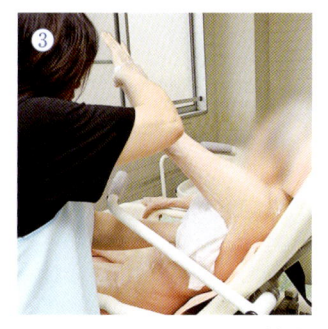
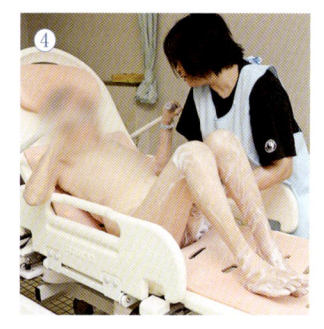

高齢者が安心してケアを受けられるように声をかけながら援助する．

❺背部を洗う場合は，高齢者の体をしっかりと支え，転倒・転落を予防しながら介助する．洗浄剤が残らないようにしっかり洗い流す（⑤）．

❻洗髪を介助する場合は，耳を塞いでもらうなど，声をかけ高齢者の協力を得ながら行う（⑥）．

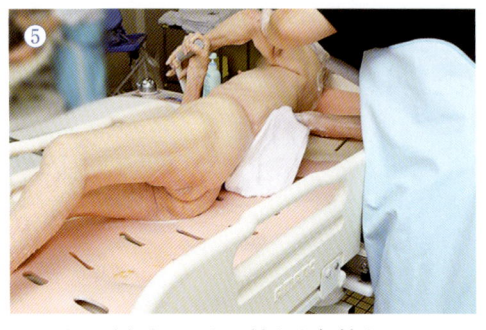 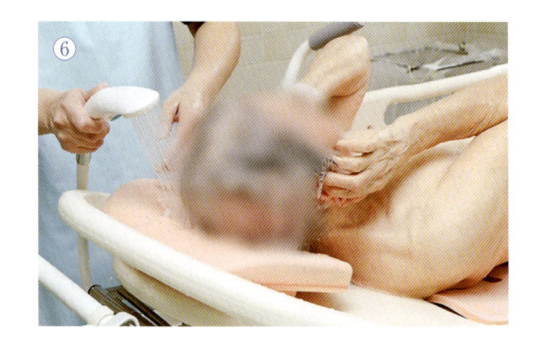

マッサージをするように洗うと気持ちよい．

❼浴槽へ移動する前に安全ベルトの装着を確認する（⑦）．

❽入浴時はタオルで陰部を隠すなど，プライバシーに配慮したケアを行う．表情をよく見て湯船につかる時間を判断する（⑧）．湯温も都度確認し，心地よい入浴となるよう援助する．

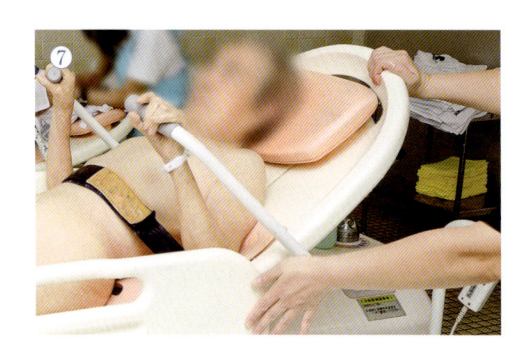 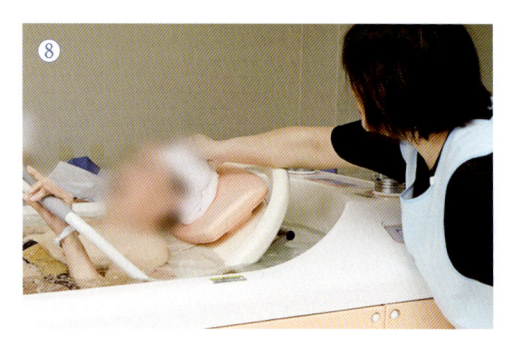

❾高齢者自身で顔を拭いてもらうのも爽快感を得られる一つの方法としてよい（⑨）．

❿身体を拭く場合は，高齢者の自立度に合せて身体を支える．水分の拭き残しがないように，皮膚同士が密着している部分や指の間など，しっかりと拭きとる（⑩）．

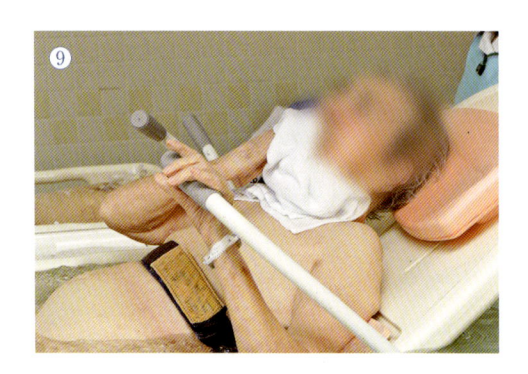 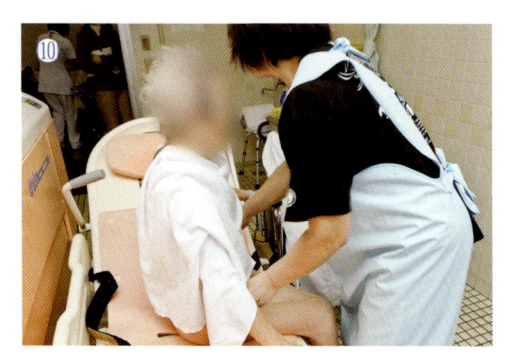

4 終了後の観察と水分補給

①入浴後，皮膚の観察を行う．また，拭き残しがあって皮膚が湿ったままになっていないか確認する．

②濡れた頭髪はドライヤーで乾かす．

③乾燥肌である場合など，必要に応じて保湿剤を使用する．

④脱水予防に水分補給を行う．

5 後片付け

浴室，浴槽の清掃消毒を徹底し，感染症の拡大を予防する．

Ⅶ.洗面台での手洗い

● 看護援助のポイント

わたしたちは日常生活のなかで，食事，排泄，洗面などさまざまな機会に手洗いを行っている．移動に介助が必要な高齢者は洗面台で手洗いを行う機会が少なくなりやすいので，意図的に手洗いの機会をつくることが大切である．

1）食事の前や排泄の後で行うことで感染予防となる．

2）食事の前に行うことで「これから食事だ」という気持ちを高めることにもつながる．

3）流水で手を洗う爽快感を得る．

● アセスメントのポイント

洗面台での手洗いの看護援助を行う場合の主なアセスメント項目には，以下の3つがあげられる．

1）移動動作：自立の程度，運動障害，移動補助具の使用状況など

2）手洗い動作：自立の程度，運動障害など

3）実施環境：使用する洗面台の高さ，給水止水栓の操作性，蛇口の位置など

- ・衛生的な洗面台
- ・ハンドソープ（低刺激性）
- ・タオル（高齢者専用）またはペーパータオル

看護援助のプロセス

1 事前確認

　高齢者に手洗いの効果と手洗いを行うことを説明し，高齢者が手洗いを行うことに同意し，認識できている．

2 環境の準備・点検

　実施する洗面台の環境の準備・点検を行う．車椅子で移動する場合，車椅子で近づけるように洗面台下の障害物などを除去する．椅子を使用する場合，洗面台の高さに合った椅子を準備する．

3 洗面台での手洗いの援助（片麻痺がある高齢者）

❶洗面台へ移動する．洗面台の下部に下肢が接触しそうな場合，車椅子のフットレストから足部を降ろしてから洗面台に近づく（①）.

洗面台の下部に下肢が接触しないようにする

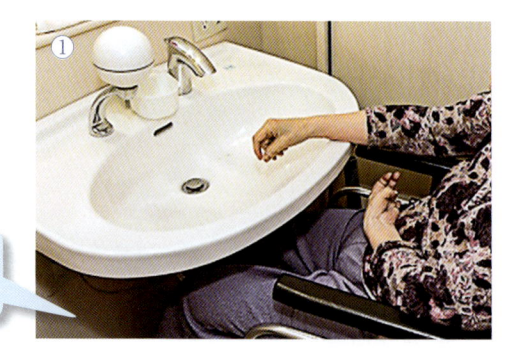

❷流水で健側の手指をよく動かして洗う．

❸健側の手指にハンドソープをつけ，泡で洗う（②）．

❹健側の手指の泡を流水で洗い流す（③）．

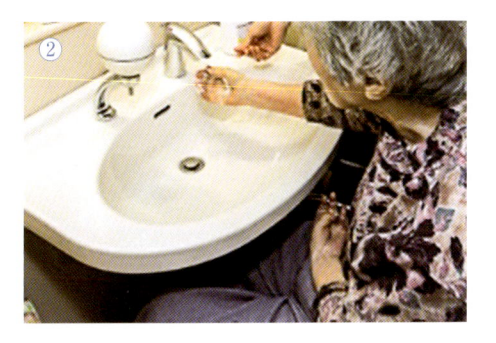
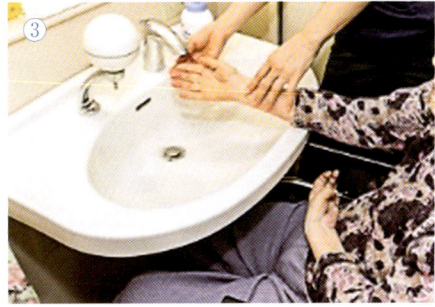

指間や手背など，片手で洗えないところの手助けをする．

❺流水で患側の手指を洗う．

❻患側の手指にハンドソープをつけ，泡で洗う．

❼患側の手指の泡を流水で洗い流す．看護師が洗う場合，高齢者に患側上肢を支持してもらう（④）．

❽タオルで両手の水分を拭き取る（⑤）．

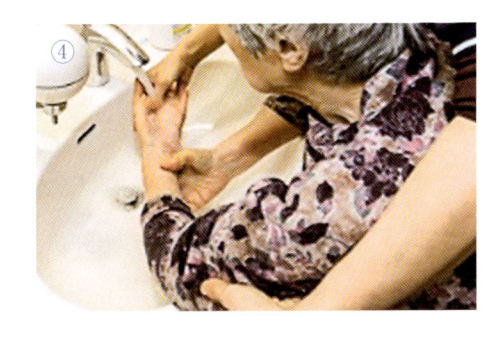
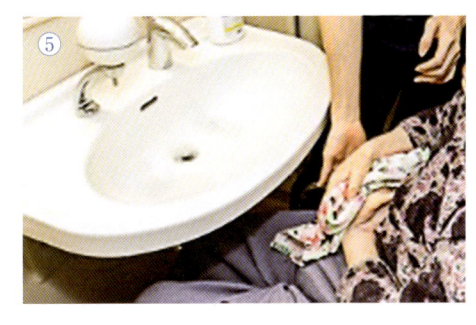

4 後片付け

洗面台の環境をもとに戻す．洗面台が濡れていると細菌増殖の原因となるため拭き取る．

【手浴が困難な場合の温浴】

何らかの原因により座位が保持できない場合や，関節拘縮により手のひらを十分に開くことができない場合，ベースンのお湯に手や足を浸すことができない場合にも，熱布で蒸すように温め，吸水シート上で温浴することも可能である．熱布浴の温熱刺激により，皮膚表面温度が上昇し，高齢者に温かさと気持ちよさを提供する．さらに，角質水分量を上昇させ柔軟性を増す効果もある．

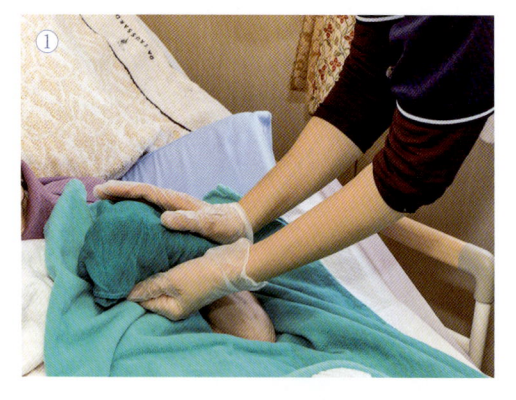
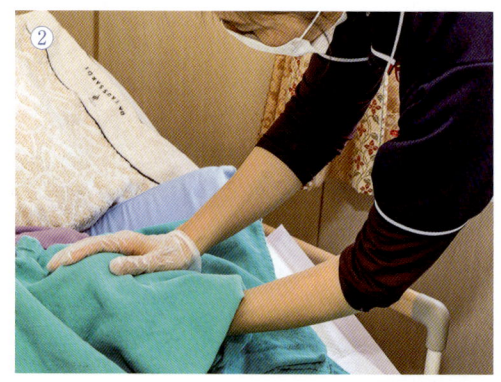
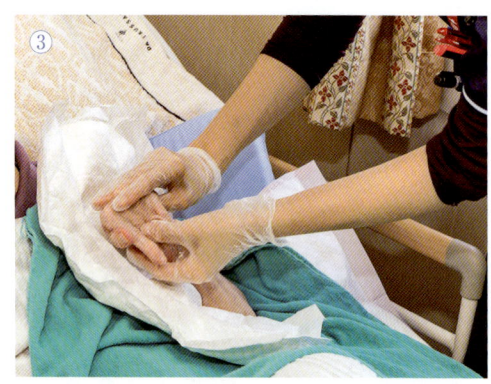
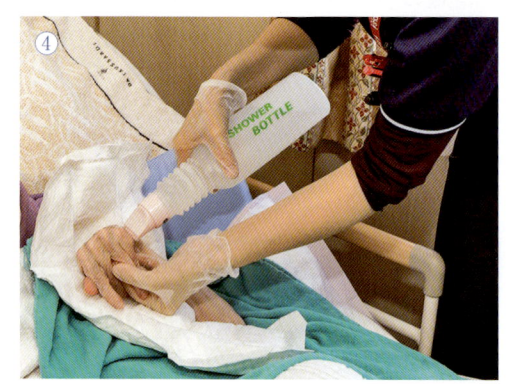
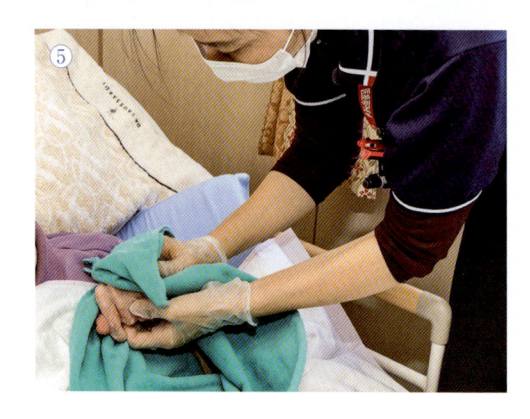

❶熱布で手を覆う．高齢者にタオルが熱すぎないか必ず確認する（①）．

❷乾いたタオルで覆い，保温する（②）．

❸石けんをよく泡立て手を洗う．指間も丁寧に洗う（③）．

❹シャワーボトルで石けん成分を十分に洗い流す（④）．

❺乾いたタオルで押さえ拭きする（⑤）．

Ⅷ.ベッドサイドでの足浴

　高齢者が浴室に行くことができない場合など，ベッドサイドで温浴を楽しむ足浴は，清潔ケアの一方法であり，高齢者の気分転換に有効である．また，足浴は血液循環をよくし，末梢血管を拡張させる効果もある．関節拘縮や変形のために足に汚染がある高齢者の清潔保持，入浴しない日の清潔保持，リラクゼーションのためなど，ベッドサイドでの足浴は多様な目的に対応可能である．

● 看護援助のポイント

1) 足浴実施前後の高齢者のバイタルサインを観察し，体調の変化に注意する．
2) 皮膚・爪・関節の観察を行い，足病変の発見の機会とする．
3) 温水につかる時間は 10〜15 分程度にする．
　・長時間の足浴は足をふやけさせ，傷つきやすくするので注意する．
4) 湯の温度は 40℃前後に設定する．
　・高齢者の好みに応じて温度を調節するが，皮脂を過剰に除去しないようにする．
5) 温浴中に高齢者との会話を楽しむ
　・温浴中はその場を離れず，高齢者とのコミュニケーションの機会にする．
6) 必要に応じて足部のマッサージを行う．

COLUMN　目につきにくい足病変の観察

　足は靴や靴下などの履き物に覆われるため，病変に気づきにくい部位だが，フットケアはそうした気づきにくい病変を発見し，対処する貴重な機会となる．高齢者では，白癬菌によりボロボロになった爪や肥厚した爪，そこから派生した巻き爪や陥入爪が多く見受けらる．それらが原因となり，歩行時に痛みが生じる，転倒しやすくなるなどの危険につながることもある．高齢者の目や手の代わりとなって，看護師はしっかりとフットケアを行っていきたい．

1) 足浴をする部位の皮膚の状態（色，傷の有無，炎症の有無，浮腫の有無，白癬などの感染症の有無）
2) 関節拘縮や変形などの状態（可動域制限，痛みの有無）
3) 足浴時の体位の保持の状態
4) 足浴に対する高齢者の希望や意欲
5) 必要に応じてバイタルサイン

1) ベッドサイドで行う足浴の目的を判断する．
2) 皮膚の状態から石けんの使用の有無や湯温，所要時間などを判断する．
3) 関節拘縮や変形の状態と体位保持の状態から使用する道具や体位保持の方法を判断する．
4) 浮腫やバイタルサインの状態から，マッサージの必要性を判断する．

・足浴バケツ1個（ベッド上の場合はベースン）
・シャワーボトル
・40℃±1℃の湯
・石けん（皮膚のpHに近い，弱酸性石けん）
・スポンジ
・防水シーツ
・タオル
・ワゴン
・ディスポーザブル手袋
・湯温計
・保湿剤（保湿ローション，または保湿クリーム）
・姿勢を整えるためのクッション

看護援助のプロセス

1 物品の準備・環境調整

❶高齢者の観察とアセスメントを行う.
❷環境を整える.
- 大部屋の場合：音や物品のセッティングなどが他の高齢者の邪魔にならないように配慮する. 高齢者の身体状態，ADL レベルを把握し，実施する場所，物品を選択する.
- 姿勢：
  ①ベッドサイド座位や車椅子座位，ベッド上座位など，安楽な姿勢で行うことができるように体位を整える.
  ②ベッド上で行う場合は，ベースンの安定性を確認し，防水用のシーツを敷く.
  ③ベッドサイド座位で行う場合は，端座位で，足底が床につくかどうかを確認する.

2 高齢者と足浴を行うことの共有と同意

高齢者に足浴を行うことを伝え，高齢者の意思や意欲を確認し，同意を得る.

3 ベッドサイドで車椅子に座った足浴の実施

1）足浴バケツを使用する場合の注意点

一般的に足浴バケツを利用する.

【足底がつかないので座位が安定しない場合】

❶足浴バケツを足台に置く.
❷クッションで車椅子に座る高さを調節する.
❸高齢者の寝衣が湯で濡れないように寝衣の裾をたくしあげる.
❹下腿が足浴バケツの縁にあたっていないか確認する（①）.
❺足が足浴バケツ内部にあたっていないかなどを確認する.

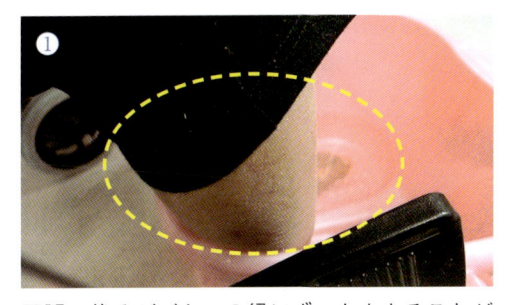

下腿の後ろがバケツの縁にずっとあたることがないように注意する.

　※高齢者の皮膚は脆弱で菲薄化していることが多く，ぶつかるなどの少しの圧迫やこすりすぎることなどで容易に皮膚損傷をきたしやすい.

2）足浴の実施

❶足部を温める（②）．湯の量は，石けん成分を洗い流す分量を考慮して，くるぶしが隠れる程度に準備する．

❷泡立てた石けんで片足ずつ洗う．

❸片方の手で足をしっかりと支えながら，もう一方の手で足の指間を洗う．

❹足の指間は密着しており，垢がたまりやすいので丁寧に洗う（③）．

❺シャワー（またはシャワーボトル）を使って石けんを十分に洗い流す（④）．

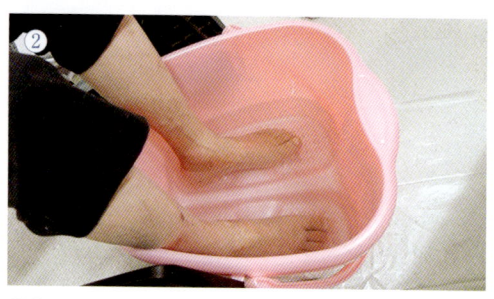

足部を温める．後でシャワーをかけるので，湯は少なめに入れている．バケツの高さは約24 cm.

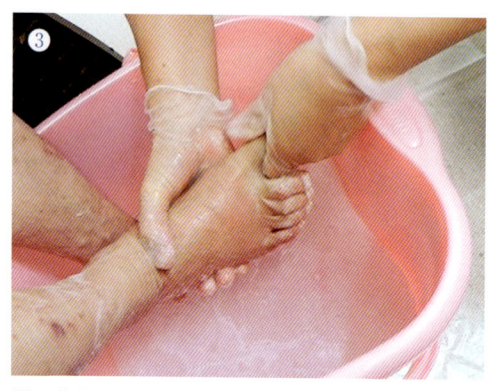

足の指間を洗浄する．

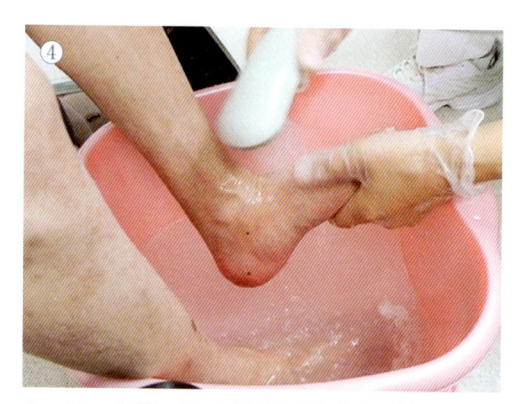

シャワーを使って，洗浄液成分をよく洗い流す．

3）水分の拭き取りと仕上げ

❶タオルで足を包みこみ，こすらずに水分を拭き取る．

❷足部は踵から指先に向かって押さえ拭きをする（⑤）．

❸保湿剤を適量塗布する（⑥）．

❹保湿剤は足浴後10分以内に使用すると浸透しやすく，より効果がある．

❺尿素入り保湿剤は傷などがあるとしみる場合があるので使用は慎重に行う．

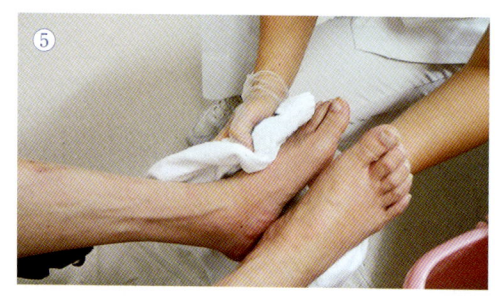

タオルで押さえ拭きをする．

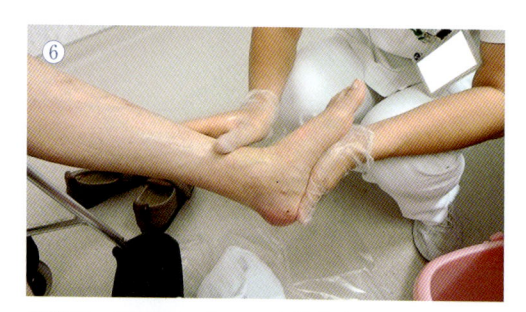

足浴後，保湿ローションを塗布する．

【保湿剤の使い分け】

❶保湿クリーム：皮膚の乾燥がひどい場合や湿度が低い冬季に適している．

❷保湿ローション：皮膚の乾燥が軽度の場合や湿度が高い夏季に適している．

4 足浴後のケア

❶終了したら，体位を整え，安楽な姿勢にする．

❷足浴後にやわらかくなった爪のケア（爪切りなど）を行うと効果的である．

❸必要に応じて清潔な靴下などを着用する．

COLUMN　　心地よさを主目的にする足浴

　足浴は，清潔を目的とする以外に，気分転換やリラックス効果，入眠を促す目的などでも行われる．気分転換のための足浴では周囲の騒音を少なくし，高齢者がリラックスできる，好みの場所で足浴を行うのも効果的である．また，高齢者の好みによっては，リラックス効果の高いラベンダーオイルなどのアロマオイルを使用することなどもよい．入眠を促すための足浴では，照明をやや暗めにする，本人の好む音楽をかけるなどの工夫をしてもよい．

Ⅸ.爪のケア・耳のケア

1）爪のケア

　高齢者の爪は，肥厚し硬くなっている，もろくて割れやすい，巻き爪になっている場合があり，爪のトラブルも多い．日常的な爪のケアが必要である．

●看護援助のポイント

1）手洗いや爪切りによって，爪の清潔を保持し，爪病変の予防や悪化の防止に努める．
2）入浴後や手浴・足浴後は，爪がやわらかくなっているので，その時に行うのがよい．
3）爪のケアを行う目的について，高齢者に説明して共有する．
4）高齢者では爪と指の皮膚との境目が不明瞭になっている場合があるため，爪切りの際は皮膚を傷つけないように注意する．
5）長い爪でも切りやすいところから少しずつ切り，爪が割れないように注意する．
6）深爪に注意し，爪を切りすぎない．
　※深爪は傷による感染や出血の可能性がある．巻き爪（陥入爪^{かんにゅうづめ}）の原因にもなる．
7）爪を伸びたままにしておくと，割れ爪の原因となるため定期的に爪切りを行う．

●観察項目

1）爪の色・長さ・厚さ・硬さ，爪と皮膚との境目
2）爪病変（爪白癬，爪変形，陥入爪など）
3）足と手の関節拘縮や変形

●アセスメントのポイント

1）爪の状態および爪の病変の有無を観察して判断する．

【爪の病変】

爪白癬：真菌に罹患することで発症する．爪以外に足趾間（指の間），足底が好発部位である．

爪肥厚：爪に物理的圧力が加わることで，爪が厚くなった状態である．肥厚により爪が割れやすくなり，剥がれやすくなる．巻き爪に移行する場合がある．

巻き爪：サイズが合わない靴の着用，白癬菌，長期臥床の影響により発症する．陥入爪に移行する場合がある．

陥入爪：爪甲の側縁部分が皮膚に食い込み，浮腫や炎症のために痛みを伴う．

2）爪の状態を判断し，適切な爪切り物品と実施手順を計画する．

●必要物品

・爪の性質に応じた爪切り（一般の爪切り，ニッパータイプの爪切りなど）
・爪用やすり（金属製・紙製）
・処置用シーツ（簡便にティッシュペーパーを使用する場合もある）
・ディスポーザブル手袋
・マスク（必要時）

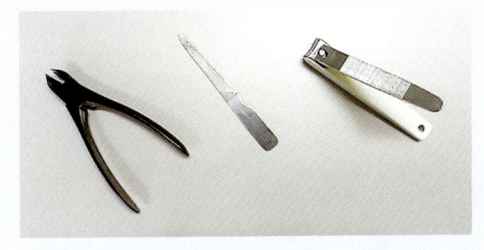

左からニッパータイプの爪切り（巻き爪に用いる），爪用やすり（仕上げに用いる），グリップ型の爪切り

看護援助のプロセス

1 物品の準備・環境調整

❶適切な爪切りを選ぶ．

❷適切な実施環境を整える．

・安定した姿勢で行えるよう，高齢者の体幹の位置，姿勢を整える．
・爪の状態が観察できる明るい場所を選ぶ，あるいは手元を明るくする．
・看護師も安定した姿勢で行える環境にする．

❸看護師の身を守る準備もする.

　※ 爪白癬のケアで爪をやすりで削る場合などは，マスクと手袋の着用が望ましい.

② 高齢者と爪のケアを行うことの共有と同意

　高齢者に爪のケアを行うことを伝え，高齢者の意思を確認し，同意を得る.

③ 爪のケアを実施

❶爪を切る高齢者の手や足の指を固定する.

❷爪と皮膚の境目をよく観察し，高齢者の表情も観察しながら，爪の切りやすいところから少しずつ切る.

❸爪用やすりをかけて整える.

❹爪がもろく割れそうな場合には，やすりなどで先に爪を削ってから爪切りを行う.

> **Point** ▶▶
>
> ニッパータイプの爪切りの場合は，ニッパーの先端を利用して，爪の中央部分を真っ直ぐに切る. また, 爪と指先の間に，下刃を入れ，上刃だけを動かして少しずつ切る. 刃だけを動かせば, 正確に切ることができる.

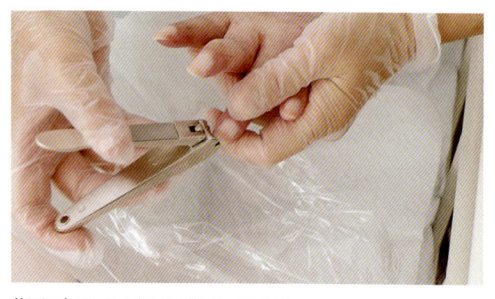

指を支えながら爪切りをする.

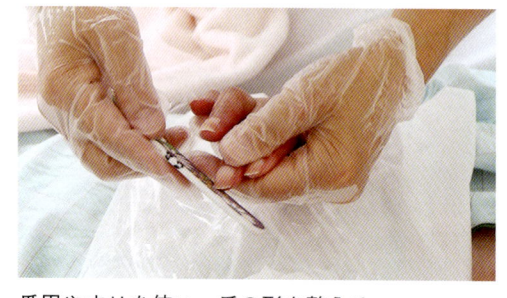

爪用やすりを使い，爪の形を整える.

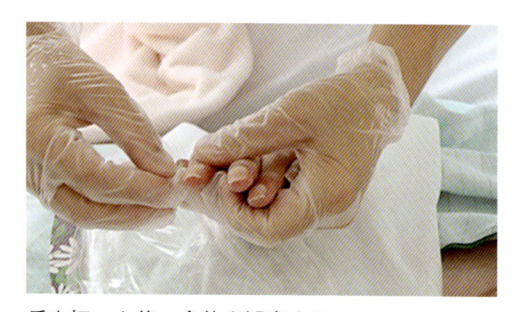

爪を切った後，全体を観察する.

4 後片付け

❶爪切りは使用後，アルコール綿で拭く．

❷爪白癬などがある高齢者に爪切りを使用した場合は，消毒液に30分〜1時間くらい浸水させ消毒をする．

2）耳のケア

　高齢者の耳垢は乾燥しやすいため，排出が妨げられて溜まりやすい．耳垢を取り除かず放置すると外耳道で固まり，耳垢塞栓となり，聴力の低下，感染などを引き起こすことがある．定期的に耳のケアを行う必要がある．

　※耳垢は，外耳道に生じる脂性分泌物，皮膚の表皮が剥離した垢，ごみなどが混ざったものである．

● 看護援助のポイント

1）高齢者本人の耳掃除の習慣やセルフケアの実際を把握し，それらを尊重する．

2）他者に耳のケアをされることに抵抗を感じる高齢者もいるので，高齢者の気持ちを尊重しながら必要なケアができるように関係づくりを行う．

3）耳垢を取り除かずに放っておくと，外耳道で固まって聞こえづらくなったり，炎症を起こしたりする可能性があることを説明し，耳のケアについて同意を得て実施する．

4）入浴後などの機会を活用するのもよい．

5）外耳道や鼓膜を傷つけないよう，安全・安楽に気をつける．

6）耳のケアにより爽快感が感じられるように配慮する．

7）耳垢で外耳道が塞がれ，看護行為で解決できない場合は，耳鼻科専門医による処置が必要なこともある．

● 観察項目

1）耳掃除のセルフケアの習慣
2）身体機能によるセルフケア実施の可能性
3）耳垢の状態，清潔の状況
4）聴力

・耳掃除のセルフケアや耳垢の状態，清潔の状況から，耳のケアの必要性と実施方法を判断する．

●必要物品

・耳かき（本人の私物）
・耳介掃除用の綿棒
・処置用シーツ（簡便にティッシュペーパーを使用する場合もある）

・ディスポーザブル手袋
・ペンライト
・蒸しタオル

看護援助のプロセス

1 物品の準備・環境調整

❶基本は本人の私物の耳かきを使うが，適切な物品を選択する．
❷耳の中がよく見えるように明るい場所で行う．
❸高齢者と看護師の位置関係や姿勢を安定させる．
❹必要に応じてペンライトを使う．

2 高齢者と耳のケアを行うことの共有と同意

高齢者に耳のケアを行うことを伝え，高齢者の意思を確認し，同意を得る．

3 耳のケアの実施

❶蒸しタオルや綿棒を用いて，耳介の汚れや耳垢などを取り除く．

❷ペンライトなどで耳の内部を照らしながら，耳垢の除去を行う．

❸高齢者に行っている状況を説明しながら実施し，不安を感じさせないように努める．

❹耳垢が取れたことを高齢者に伝え，爽快感を共有する．

❺最後に蒸しタオルで，耳周辺の清拭を行う．

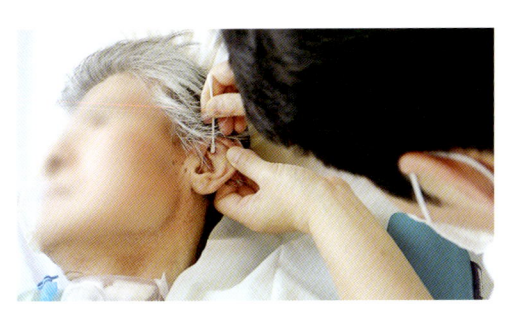

綿棒を用いて耳垢のケアを行う．耳介の汚れを取っている．高齢者の耳の高さに看護師の目線を合わせて行う．しっかり観察することが重要．

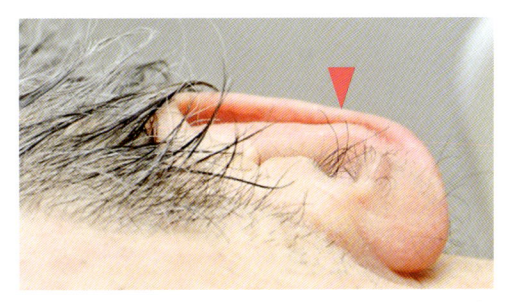

耳のケアは耳垢だけでなく，耳毛のケアにも気を配る．

4 後片付け

❶耳かきなど使用物品をアルコール綿で拭く．

❸綿棒や取り除いた耳垢などは始末する．

文献

■ 第1章　高齢者の日常生活を支える看護

引用文献

1）厚生労働統計協会：国民衛生の動向 2017／2018．厚生の指標増刊，64(9)：85，2017．
2）厚生労働省：百歳の高齢者へのお祝い状及び記念品の贈呈について．2017．
　　https://www.mhlw.go.jp/stf/houdou/0000177628.html
3）朝田 隆：有病率—どこまで増える認知症．臨床神経，52(11)：962-964，2012．

参考文献

1）大内尉義・他編：新老年学．第3版，東京大学出版会，2010．
2）中島紀恵子，石垣和子監修：高齢者の生活機能再獲得のためのケアプロトコール—連携と協働のために．日本看護協会出版会，2010．
3）小山眞理子編：看護学基礎テキスト 第2巻 看護の対象．日本看護協会出版会，2011．
4）真田弘美，正木治恵編：老年看護学技術．南江堂，2011．

■ 第2章　高齢者の動きの特徴と看護

参考文献

1）小川鑛一：イラストで学ぶ看護人間工学．東京電機大学出版局，2008．
2）小川鑛一，國澤尚子・他：看護・介護のための人間工学入門．東京電機大学出版局，2006．
3）小川鑛一，國澤尚子・他：看護動作のエビデンス．東京電機大学出版局，2003．
4）井口恭一：イラストわかりやすい移動のしかた—患者と介助者のために．三輪書店，1993．
5）川井伸夫，岩﨑 洋，山本吉晴：新 イラストによる安全な動作介助のてびき．木村哲彦編集，医歯薬出版，2004．
6）喜邑冨久子，根来英雄：シンプル生理学．改訂第6版，南江堂，2008．

■ 第3章　高齢者の生きる活力となる食事の看護

引用文献

1）鎌倉やよい，杉本助男，深田順子：加齢に伴う嚥下時の呼吸の変化．日本摂食・嚥下リハビリテーション学会雑誌，12：13-22，1998．
2）藤島一郎，谷口 洋，藤森まり子，白坂誉子編：納得！実践シリーズ　Q&Aと症例でわかる！摂食・嚥下障害ケア．羊土社，2013．
3）向井美惠，鎌倉やよい編集：摂食・嚥下障害の理解とケア．p.103，学研，2003．

参考文献

1）向井美惠，鎌倉やよい編：摂食・嚥下障害の理解とケア．学研，2003．
2）才藤栄一，向井美惠監修：摂食・嚥下リハビリテーション．第2版，医歯薬出版，2007．
3）鎌倉やよい編：嚥下障害ナーシング—フィジカルアセスメントから嚥下訓練へ．医学書院，2000．
4）大野木宏彰著，高橋浩二監修：嚥下の見える評価をしよう！頸部聴診法トレーニング．メディカ出版，2011．
5）枝広あや子編著：認知症の「食べられない」「食べたくない」解決できるケア．日総研，2016．
6）西山耕一郎：肺炎が嫌ならのどを鍛えなさい．飛鳥新社，2017．

■ 第4章　高齢者の口腔ケア

参考文献
1）岸本裕充編著：成果が上がる口腔ケア．医学書院，2012．
2）桑田美代子，湯浅美千代編：高齢者のエンドオブライフ・ケア実践ガイドブック　第1巻　死を見据えた日常生活のケア．中央法規，2016．
3）三鬼達人編著：今日からできる！摂食・嚥下・口腔ケア．照林社，2013．
4）亀井智子編：根拠と事故防止からみた老年看護技術．第2版，医学書院，2016．

■ 第5章　高齢者の快適な衣生活の看護

参考文献
1）阿部幸子・他編：被服学辞典．朝倉書店，1997．
2）永田久紀：衣服衛生学．南江堂，1991．
3）東洋紡績株式会社ホームページ：「衣服内気候と快適域の関連」
http://www.toyobo.co.jp/seihin/ifukunai/ifuku4.htm．（2012年3月31日閲覧）

■ 第6章　高齢者の気持ちよい排泄の看護

参考文献
1）荻野　浩：おむつ交換時の骨折をどう防ぐ．Expert Nurse，20(9)：18-19，2004．
2）藤田昌久編：ステップアップ院内感染防止ガイド．学習研究社，2006．
3）瀬戸正子：寝たきり老人の病床気候の検討—おむつ交換による皮膚温・皮膚湿度の変化．群馬大学医療技術短期大学紀要，7：109-113，1987．
4）永田幸子・他：関節拘縮のある患者に対する下肢のストレッチの効果．日本看護学会論文集（老年看護），40：126-128，2010．
5）古澤澄恵・他：紙おむつの使い方ガイド．Expert Nurse，23(15)：80-85，2007．
6）丸山　優：高齢入院患者に対するおむつ交換場面における熟練看護師の関わり．老年看護学，12(1)：55-62，2007．

■ 第7章　高齢者がやすらぐ清潔の看護

参考文献
1）亀井智子編：根拠と事故防止からみた老年看護技術．医学書院，2013．
2）宍戸　穂，矢野理香：「清拭」の統合的文献レビュー．日本看護技術学会誌，15(2)：172-182，2016．
3）宍戸　穂，武田さちか・他：清拭時に温タオルを短時間貼用する効果の検証—皮膚表面温度・角質水分量・ATP値の変化および主観的評価より—．日本看護技術学会誌，14(2)：185-194，2015．
4）縄　秀志：看護実践における"comfort"の概念分析．聖路加看護学雑誌，10(1)：11-22，2006．
5）川島みどり監修：老年看護学．改訂版，看護の科学社，2015．
6）堀内ふき，大渕律子，諏訪さゆり編：ナーシンググラフィカ　老年看護学②　高齢者看護の実践．第4版，メディカ出版，2016．
7）真田弘美，正木治恵編：老年看護学技術．改訂第2版，南江堂，2016．
8）田村典子・他：ケリーパードとビニール袋による臥床洗髪の比較・検討．看護展望，14(3)：95-98，1989．
9）深井喜代子編：実践へのフィードバックで活かす　ケア技術のエビデンスⅡ．へるす出版，2010．
10）習田明裕，志自岐康子，松尾ミヨ子編：ナーシンググラフィカ⑱　基礎看護学　基礎看護技術．第3版，メディカ出版，2012．
11）櫻井　公：手洗い設備のあり方—手洗い専用の洗面台の設備と管理—．INFECTION CONTROL，9(4)：30-33，2000．

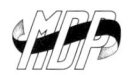

【編者略歴】
大塚 眞理子（おおつか まりこ）

　　　　学　　　歴
1981年　千葉大学看護学部看護学科卒業（看護学学士）
2001年　千葉大学大学院看護学研究科（博士後期課程）看護学専攻修了　博士（看護学）
学位論文「高齢夫婦のケアしあう関係を促進する看護援助に関する研究」
　　　　職　　　歴
1981年　王子生協病院
1984年　埼玉県立衛生短期大学
1999年　埼玉県立大学保健医療福祉学部看護学科助教授（老年看護学，専門職連携教育）
2005年　埼玉県立大学保健医療福祉学部看護学科教授（老年看護学，専門職連携教育）
2009年　埼玉県立大学大学院兼務（老年看護学，IPW論）
2014年　千葉大学大学院看護学研究科特任教授
2016年　宮城大学看護学部看護学科教授
2017年　宮城大学看護学群看護学類教授
　　　　現在に至る

カラー写真で学ぶ
高齢者の看護技術　第2版　　　　ISBN978-4-263-23715-1

2012年 9 月10日　第1版第1刷発行
2017年 4 月25日　第1版第7刷発行
2018年10月 5 日　第2版第1刷発行
2019年 3 月25日　第2版第2刷発行

　　　　　　　　　編　集　大　塚　眞理子
　　　　　　　　　発行者　白　石　泰　夫
　　　　発行所　医歯薬出版株式会社

〒113-8612 東京都文京区本駒込 1-7-10
TEL.（03）5395-7618（編集）・7616（販売）
FAX.（03）5395-7609（編集）・8563（販売）
https://www.ishiyaku.co.jp/
郵便振替番号　00190-5-13816

乱丁，落丁の際はお取り替えいたします　　　　　印刷・教文堂／製本・愛千製本所
© Ishiyaku Publishers, Inc., 2012, 2018. Printed in Japan

生活機能のアセスメントにもとづく
老年看護過程

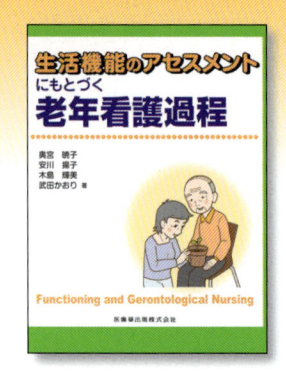

■奥宮暁子　安川揚子　木島輝美　武田かおり　著
■A4変型判　2色刷　112頁　定価（本体2,200円＋税）

●老年看護においては，疾病を見るのではなく，その人の持つ「強み」「生活そのもの」を見る視点を身に付けることが重要である．1人の高齢者を想定し，生活機能ごとに看護過程を展開することで，生活を支援することから人を理解することにつなげる内容を解説．

ISBN978-4-263-23562-1

◆本書の主要目次

老年看護における看護過程
＜老年看護とは＞　老年看護の対象　生活機能の考え方　ケアの特徴　＜看護過程の概念＞　看護過程の基本的な考え方　看護過程の展開
生活機能と高齢者の看護
＜生活機能とは＞　＜生活機能別のアセスメントポイント＞　栄養・代謝　排泄　清潔　活動・休息　認知機能

看護過程の実際—事例展開
＜事例紹介（Eさんのフェイスシート）＞　＜生活機能別の展開＞　栄養・代謝についてのアセスメント　排泄についてのアセスメント　清潔についてのアセスメント　活動・休息についてのアセスメント　認知機能についてのアセスメント　＜統合関連図＞　＜優先順位の決定＞　＜看護計画＞

ナーシング・ポケットマニュアル
老年看護

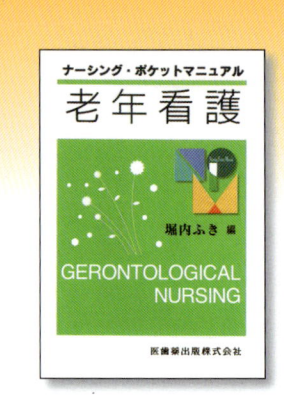

■堀内ふき　編
■A6判　2色刷　222頁　定価（本体2,200円＋税）

●総論で，老化の考え方，高齢者の特徴を記述．本論部分では，生活機能の低下，健康障害に対して，生活を支援する視点からの看護の方法を解説した．また，認知症に関してはケアの理念から，権利擁護まで詳述．看護学生の実習時はもちろん，臨床ナースも活用しやすい．

ISBN978-4-263-23784-7

◆本書の主要目次

老年看護とは
高齢者のアセスメントの特徴
高齢者の身体・心理・社会的変化
老年看護に必要な日常生活援助技術

高齢者の主な健康障害（高齢期に多い症状の起こり方と看護）
健康障害の治療過程における看護
認知症高齢者の看護
ケアマネジメント

医歯薬出版株式会社　〒113-8612 東京都文京区本駒込1-7-10　TEL03-5395-7610　FAX03-5395-7611　https://www.ishiyaku.co.jp/